CONDUITE A TENIR

DANS LE CHOLÉRA.

PARIS. — IMPRIMERIE DE W. REMQUET ET Cie,

Rue Garancière, 5, derrière St-Sulpice.

RECHERCHES

SUR LA CONDUITE A TENIR

DANS LE TRAITEMENT

DU CHOLÉRA

ALGIDE OU ASIATIQUE

Par le docteur RÉCAMIER,

Médecin des hôpitaux de Paris,
ancien professeur de la Faculté de médecine de Paris et du collége de France,
membre de l'Académie nationale de médecine, etc.

Discant indocti, ament
meminisse periti.

————————

DEUXIEME EDITION

augmentée d'observations pratiques et de quelques réflexions philosophiques sur la cause
du choléra algide.

————————

PARIS.

LABÉ, LIBRAIRE DE LA FACULTÉ DE MÉDECINE DE PARIS,

PLACE DE L'ÉCOLE-DE-MÉDECINE, N. 4

1849.

TABLE.

AVIS

La promptitude avec laquelle la première édition de cet opuscule a été enlevée, m'oblige à en donner une seconde dans laquelle figureront des réflexions qui m'avaient échappé en écrivant la première. J'ai cru devoir y joindre un petit nombre d'observations suivies de remarques propres à appeler l'attention sur des points de doctrine importans et à faciliter l'application convenable des conseils.

RECHERCHES

SUR LA CONDUITE A TENIR

DANS LE TRAITEMENT

DU CHOLÉRA.

ALGIDE OU ASIATIQUE.

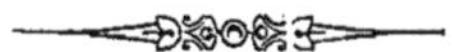

AVANT-PROPOS.

Lorsqu'une maladie épidémique grave et souvent mortelle dans ses degrés avancés, décime une population, quelque idée qu'on se fasse de sa cause et des occasions qui favorisent son développement, dans chacun des individus qui en sont affectés, il est bon qu'il y ait en circulation des instructions pratiques qui assurent aux malades des secours immédiats et des soins éclairés pour chaque degré, ou, si l'on aime mieux, pour chaque période d'une maladie dans laquelle le moment de secourir efficacement est si souvent passé lorsque le médecin arrive auprès du patient. Je dis qu'il faut que le public ait à sa disposition plusieurs manuels, car il en faut de proportionnés à toutes les intelligences; aucun d'eux ne pouvant suffire à toutes, car tous laissent matière à des questions, à des demandes d'éclaircissemens sans cesse renaissantes à raison des doutes qui s'élèvent à chaque fois qu'il s'agit de faire une nouvelle application des conseils donnés par des particuliers ou au nom des corps scientifiques. L'hésitation devient d'autant plus grande et la justesse des applications d'autant moins satisfaisante que les observateurs populaires sont laissés dans un vague plus grand sur les caractères de la maladie et sur le choix des moyens. Cet inconvénient se montre bien davantage encore au renouvellement de chaque épidémie, car alors Sydenham, lui-même, demandait le temps de l'étudier, afin de pouvoir saisir les modifications qui pouvaient devenir nécessaires dans le traitement de chaque nouvelle apparition de la même maladie. A voir une semblable réserve chez l'Hippocrate anglais, que penser de l'intrépidité de tant de guérisseurs à gros grains qui en toute occasion tranchent toutes les questions avec un aplomb vraiment effrayant pour les observateurs consciencieux.

Les explications qu'on me demande de différens côtés m'obligent à croire qu'il y a encore des intelligences auxquelles ce qui est écrit ne suffit pas, et je me détermine pour en satisfaire au moins quelques-unes à publier le vade-mecum suivant, dans lequel, après avoir signalé la maladie dans ses divers degrés, je proposerai la conduite qui a donné le plus de résultats satisfaisans, en tâchant de classer les moyens, en les graduant et en recommandant de ne jamais se décourager, à quelque degré d'intensité que soit parvenue la maladie; car on a vu nombre de cholériques revenir exactement des portes de la mort.

Dans l'impossibilité de répondre en particulier à toutes les personnes qui m'écrivent pour avoir des renseignemens sur la conduite à tenir dans les maladies cholériques, je me détermine à publier les recherches qui suivent, et je prie chacun de ceux qui m'ont écrit de vouloir bien les considérer comme une réponse plus explicite à leurs questions que je ne pourrais la faire à chacun d'eux séparément.

CHAPITRE PREMIER.

CARACTÈRES DU CHOLÉRA ALGIDE, ET MARCHE DE SES PHÉ-
NOMÈNES DANS SES DIVERSES PÉRIODES ET DANS SES
ANOMALIES PRINCIPALES.

§ I.

Il est rare que l'invasion du choléra algide ne soit pas précédée d'avant-coureurs dont on apprécie mal la valeur dans le commencement de toute épidémie, mais qui plus tard deviennent des indices certains de l'imminence de la maladie. Tels sont, comme préludes du choléra, une faiblesse insolite et sans proportion avec l'embarras ou la douleur de tête, l'oppression de poitrine, le dégoût, la pesanteur d'estomac, les borborygmes incessans, etc., qui fatiguent les malades.

1.

§ II.

Dès qu'il s'établit de la diarrhée, quelle que soit sa nature, si les évacuations sont explosives, avec une émission brusque et plus ou moins abondante de gaz, on dit que le malade a la cholérine. Dans cet état, le moindre surcroît de fatigue, la moindre perturbation morale, la moindre surcharge d'estomac, le moindre excès de boisson ou d'aliment ou d'un genre quelconque, ainsi qu'un changement de temps, un orage, peut devenir la cause de l'explosion des accidens cholériques les plus graves et les plus soudains.

§ III.

Dans tous les cas, dès que les selles liquides d'abord stercorales et jaunâtres deviennent d'un gris blanchâtre, inodores et analogues à de la décoction de riz plus ou moins épaisse, avec diminution et même avec état albumineux des urines, douleur des reins, et augmentation rapide du sentiment de faiblesse, le choléra est commencé.

§ IV.

Si à ces premiers symptômes se joignent des vomissemens analogues aux selles, si des crampes commencent à tourmenter le malade avec suspension des urines, le choléra est confirmé.

§ V.

Si de plus le visage maigrit rapidement, si la peau devient fraîche avec dépression du pouls, le choléra est en progrès.

§ VI.

Si les yeux s'enfoncent en s'entourant d'un cercle
bleu, si les vomissemens et les selles blanches augmentent avec réfrigération de la langue en même
temps que la peau froide devient livide et se couvre
de sueur froide visqueuse ou même aqueuse, avec
extinction du pouls et de la voix, la maladie s'aggrave
de plus en plus avec des crampes qui torturent plus
ou moins horriblement le malade, crampes qui finis-
sent par cesser comme les vomissemens et le dévoiement à mesure que le malade parvient au dernier
degré de la faiblesse et à l'agonie. Alors le contact
du malade donne le même sentiment que celui d'une
grenouille sortant de l'eau.

§ VII.

Si la peau prend une couleur de plus en plus livide
ou bleuâtre, surtout le long des vaisseaux veineux,
qu'elle garde les plis qu'on y fait en pinçant doucement le malade dont la sueur et l'haleine froide
donnent alors le sentiment d'une odeur métallique
comme cuivreuse, alors on a le spectacle d'un cadavre encore vivant et même encore parlant, car il n'est
pas rare de voir les cholériques conserver de la connaissance et une voix éteinte jusqu'au moment où ils
cessent de vivre.

§ VIII.

Après la mort, le corps vivant qui était refroidi
au-dessous de l'atmosphère ambiant, le corps, dis-je,
devenu cadavre, se réchauffe en se mettant en équi-

libre avec la température du milieu dans lequel il se trouve.

§ IX.

Telle est la marche des phénomènes du choléra algide lorsqu'elle est régulière; mais il n'en est pas toujours ainsi. En effet, sans préludes appréciables ou du moins après des malaises tout-à-fait insignifians, on voit les accidens cholériques débuter immédiatement et même soudainement : 1° soit par des vomissemens et un dévoiement incessans avec des crampes ; 2° soit par des lypothimies ou défaillances, une réfrigération et une extinction telle de la grande circulation que la question devient immédiatement vitale avant même que la cyanose, c'est-à-dire la couleur livide de la peau, ait eu le temps de s'établir ; 3° soit par un état d'asphyxie qui amène immédiatement la cyanose et la mort avec ou sans les vomissemens et les selles blanches, mais toujours avec une altération rapide des traits du visage, toujours avec extinction du pouls, du cœur et de la voix, réfrigération et ordinairement sueur froide et visqueuse ; 4° soit enfin, que chaque symptôme en particulier, vomissemens, dévoiement, crampes, réfrigérations ou extinction de la grande circulation ou stupeur cérébrale venant à dominer, immole séparément le malade.

§ X.

Les recherches sur les cadavres n'ont pas plus résolu les questions relatives à la cause intrinsèque de la maladie que les études météréologiques n'ont éclairci celles de ses causes extrinsèques ; car, dans

une maladie qui, comme un accès de fièvre intermittente pernicieuse, peut saisir soudainement
l'homme bien portant et l'immoler en très peu d'heures, quel compte veut-on que l'observateur réfléchi
tienne de lésions organiques évidemment consécutives à l'invasion de la maladie, ou parfaitement insuf-
fisantes pour rendre raison de ces accidens. En effet,
l'aspect noir et asphyxique du sang est consécutif
comme la lividité des tissus ; comme les congestions
et les inflammations qu'on a trouvées lorsque la
maladie a duré. Je rougirais de discuter sérieusement la valeur de quelques follicules intestinaux
trouvés par hasard et qu'on ne trouve jamais après
le sixième jour, la valeur de la stupeur cérébrale
et nerveuse qualifiée de fièvre typhoïde en face
de l'Académie des sciences où la chirurgie s'est mon-
trée plus médicale et plus logique que la médecine. Je n'ajoute qu'une remarque. Est-il certain que
chez des cholériques arrivés aux portes de la mort,
une réaction salutaire a pu s'établir et que ces
malades ont pu passer presque immédiatement de
l'agonie à la convalescence? Certes, d'autres ont vu
cela comme nous ; que signifient ces quelques follicules de Peyer ou de Brünner en présence de ces
résurrections presque aussi soudaines que celles d'un
épileptique ou d'un lypothimique, etc.? Ou les lésions
organiques conduisent le malade à l'agonie, ou elles
ne l'y conduisent pas ? Si l'agonie est due aux lésions organiques, comment le malade peut-il s'en
relever aussi vite malgré ces lésions? Si l'agonie n'est
pas due à ces lésions, elles ne sont pas la cause, mais
bien l'effet de la maladie puisqu'elles disparaissent

avec elle lorsque la réaction conservatrice de la vie parvient à s'établir.

Quant aux influences météorologiques, que veut-on en conclure? On a vu la maladie commencer sans qu'on sût pourquoi, avec ou sans changement de température et d'hygrométrie. On a vu la maladie féroce sur le rocher de Cassel épargner les villages qui sont dans l'eau au pied de la montagne; de même dans la Beauce, ne l'a-t-on pas vue ravager les villages placés sur les hauteurs, tandis qu'il n'en était pas question dans ceux occupant les bas-fonds les plus humides, *et vice versâ.*

§ XI.

Quoi qu'il en soit de la marche simultanée ou successive des phénomènes du choléra, cette affection grave n'est point suivie du retour à la santé sans une *réaction vitale* et *fonctionnelle* proportionnée au degré d'intensité qu'a eu la maladie.

1° Si la chaleur organique, la grande circulation et les forces, comme le sentiment des besoins et du bien-être, ou des malaises et des douleurs, se réveillent peu-à-peu et simultanément, cela est bon. Si un seul de ces phénomènes se rétablit, par exemple, la chaleur, sans que le pouls et le cœur se relèvent, sans que le malade sente sa faiblesse ou son mal, il faut se défier de sa position. Voilà pour la *réaction vitale.*

2° S'il s'établit une sueur générale chaude et aqueuse avec une chaleur douce, un pouls développé, ondulant, avec cessation successive des douleurs, des crampes, des vomissemens et des selles blanchâtres, et de plus avec un sentiment de mieux-être et de retour des forces, tout est au mieux; le malade marche à la convalescence, lors même que des vomissemens nerveux ou bilieux jaunes ou des selles jaunes ou devenant stercorales le fatigueraient encore; mais cette convalescence ne sera assurée contre les récidives que lorsque le cours des urines sera parfaitement rétabli et que l'albumine, s'il y en a, aura disparu. Mais, si la sueur n'est que locale, si le pouls reste déprimé, si les traits du visage ne se relèvent pas, si le délire, si la stupeur cérébrale, si l'oppression, si le sentiment de malaise, de faiblesse et d'anéantissement, si les vomissemens et le dévoiement continuent et s'associent au hoquet plutôt que de diminuer, malheur au malade si les choses ne changent pas. Voilà pour ce qui regarde la *réaction fonctionnelle,* sans que l'état le plus grave autorise à désespérer absolument du malade, tant qu'il lui reste un souffle de vie.

§ XII.

Outre les modifications dont je viens de parler, il faut prendre garde que :

1° Si la personne affectée est pléthorique, sanguine, avec un pouls large, plein, on aura à tenir compte des congestions individuelles qui pourront compliquer les phénomènes propres de l'épidémie. Ces congestions plus ou moins hémorrhagiques peuvent être vers la tête, vers la poitrine, vers le cœur, vers les organes du bas-ventre, le foie, la rate, les reins, ou à la périphérie du corps, c'est-à-dire à la peau.

2° Si la personne a le pouls dur, quoique serré, de manière qu'en explorant l'artère à deux doigts, et la comprimant avec le doigt placé du côté du coude, on sente encore les battemens, avec celui qui est du côté du poignet, on peut supposer dans le sang une surplasticité qui est une prédisposition aux inflammations locales des organes de la tête, de la poitrine ou du bas-ventre, ou dans les membranes séreuses ou articulaires, ou à la peau, ou aux membranes muqueuses.

3° Si le système ganglionaire lymphatique domine, il faudra avoir l'œil sur les effets consécutifs de la maladie épidémique qu'on a vue suivie d'engorgemens ganglionaires, de phthisie, etc., surtout chez les enfans.

4° Si le système nerveux domine, le malade pourra être fatigué par divers symptômes nerveux plus ou moins anormaux à une période ou à une autre de la maladie. Si ce sont le cerveau et la moelle épinière qui dominent par leur susceptibilité, on pourra observer des assoupissemens, des délires, des lésions des sens, des affaiblissemens paralytiques et des spasmes qu'il ne faut pas confondre avec les crampes qui appartiennent aux muscles. Si ce sont les nerfs ganglionaires qui l'emportent, les palpitations, les battemens dans la poitrine, les oppressions ou la gêne de la respiration, les vomissemens et les hoquets même, après les accidens cholériques dissipés, pourront devenir des phénomènes dominans.

5° Si la langue est chargée de mucosités, sale, avec amertume de la bouche, on pourra observer des vomissemens bilieux, jaunes ou verdâtres et des selles de même nature qui ne seront ni les vomissemens, ni les selles cholériques blanchâtres du choléra algide et qui présenteront d'autres indications.

6° S'il s'agit d'une femme enceinte, il faudra s'attendre à une fausse couche; ne pas confondre les douleurs expulsives de l'utérus avec celles du choléra, et prévoir la possibilité, ou si l'on aime mieux, la probabilité soit d'une métrite, soit d'une péritonite puerpérale, etc., combinés avec les phénomènes cholériques ou venant à leur suite dans la période de réaction.

7° Si le malade porte déjà quelque maladie chronique, il faudra s'attendre à des exaspérations fâcheuses, quoi qu'il soit arrivé dans des cas exceptionnels, que l'état chronique antécédent ait disparu sous l'influence de l'état cholérique ou de la réaction qui le suit.

§ XIII.

La marche du choléra, ordinairement continue, se montre parfois rémittente et même intermittente, ce qui dérange un peu les diverses théories proposées sur sa cause prochaine, et présente des indications spéciales.

§ XIV.

Après ce tableau rapide et indispensable, des phénomènes, des phases et des complications du choléra algide, ou si on aime mieux de la fièvre algide cholérique, j'arrive à un coup-d'œil sur la différence du choléra algide avec le choléra nostras, pour passer ensuite en revue les indications que présente le choléra algide dans ses diverses phases et complications.

1° Dans le choléra indigène ou nostras, l'invasion soudaine est souvent brusque et souvent précédée de quelque perturbation physique ou morale : les vomissemens et les selles sont le plus souvent verdâtres, avec un amaigrissement et une décomposition rapide des traits du visage, réfrigération et dépression du pouls, et coliques ou douleurs abdominales plus ou moins fortes; mais ni la réfrigération ni la dépression du pouls ne sont portées au même point que dans le choléra algide ; le corps ne se couvre pas de sueur froide et visqueuse, si ce n'est à l'agonie, et on n'observe pas, habituellement surtout, l'état cyanosique ou d'asphyxie bleuâtre du choléra algide.

2° Dans le choléra nostras, dès qu'on est maître des vomissemens et des selles on est maître de la maladie, mais il n'en est pas ainsi dans le choléra algide ; en vain on a triomphé des vomissemens ou du dévoiement, car le malade peut succomber aux crampes, à la réfrigération, à l'extinction de la grande circulation, à l'asphyxie et à la stupeur cérébrale.

Passons aux indications hygiéniques et thérapeutiques.

On peut consulter les diverses instructions qui ont été publiées, et notamment celle de l'Académie nationale, celle du docteur Cayol, celle du docteur Block de Gand, etc. Je ne parle pas des factums destinés à préconiser en particulier tel ou tel moyen dont je ferai mention en temps et lieu, comme pouvant avoir eu un succès isolé et par conséquent relatif à certaines circonstances individuelles. Combien de moyens n'ont que le mérite d'avoir été supportés par le malade,

CHAPITRE II.

CONDUITE A TENIR DANS LES MALADIES CHOLÉRIQUES EN RAISON DES INDICATIONS QU'ELLES PRÉSENTENT, SELON LEUR DEGRÉ ET DIVERSES CIRCONSTANCES CONCOMITTENTES.

§ XV.

Dans le cas posé au § I, et surtout lorsque surviennent les symptômes du § II, il est de la plus haute importance d'empêcher le développement ultérieur de la maladie. Pour cela, en attendant l'homme de l'art :

1° On fait prendre pendant 15 minutes, un bain de pieds, très chaud, jusqu'aux malléoles (chevilles), en réchauffant un peu l'eau de moment en moment, et on essuie les pieds avec du linge chaud.

2° En sortant du bain de pieds on fait coucher dans un lit chauffé, puis après on applique sur le ventre un large cataplasme de farine de lin préparé dans une mousseline grossière, ou mieux à nu et aussi chaud que le malade pourra le supporter ; on recouvre le cataplasme d'une flanelle et même d'un taffetas gommé.

Si les douleurs du ventre sont vives on peut se servir pour préparer le cataplasme d'une décoction de têtes de pavôts blancs sans la graine au lieu d'eau simple.

Si on manque de farine de lin, on la remplacera par le son de froment mêlé avec de la mie de pain ou avec de l'amidon, et on oindra même la superficie du cataplasme avec de l'huile.

3° Aussitôt le cataplasme appliqué sur le ventre on donne à boire de demi en demi-heure une tasse médiocrement sucrée d'infusion de fleurs de camomille romaine ou du thé, ou de la petite sauge chaudes.

Si on n'a pas de fleurs de camomille romaine, on les remplacera par les feuilles de menthe poivrée sèche, ou par les feuilles de petite sauge, ou par celles d'hysope, ou de cassis, et surtout par les fleurs de sureau en infusion, en y associant même une cuillerée à café d'acétate liquide d'ammoniaque par petite tasse.

4° S'il y a déjà dévoiement, on commence par le calmer en donnant un quart de lavement composé de 7 ou 8 cuillerées à soupe d'eau, dans lesquelles on délayera 7, 8, 9, ou 10 gouttes de laudanum de Sydenham, et 1 ou 2 cuillerées à soupe d'amidon.

Ce quart de lavement doit être d'une température douce, afin de ne pas contrarier la moiteur ou la sueur que tous ces moyens sont destinés à favoriser.

Si on n'a pas d'amidon, on emploiera à sa place un ou deux jaunes d'œuf frais, même avec la partie albumineuse (le blanc) de l'œuf.

Si on n'a pas de laudanum de Sydenham, on se servira de celui de Rousseau, qui est plus saturé et dont on mettra moitié moins par conséquent.

5° Il est de la plus haute importance, dans les épidémies cholériques, de changer immédiatement la nature *ataxique* de la diarrhée, nature en vertu de laquelle cette diarrhée n'est que l'annonce des accidens cholériques algides qui suivent habituellement, si on ne la modifie immédiatement. L'invasion de cette diarrhée ayant lieu le plus souvent pendant la nuit, si on n'a pas sous la main un moyen facile de modifier immédiatement la disposition de la personne compromise, il faudra ensuite subir toutes les chances défavorables de la maladie. Un lavement demande du temps, des soins, un instrument, on attend au matin; pour avoir le médecin il faut aussi du temps, et l'homme de l'art n'arrive souvent que lorsque déjà la marche des accidens cholériques, même algides, est déjà engagée, et chacun connaît les difficultés de la partie à jouer dans ce cas; que faire donc? Il faut avoir sous la main différens agens modificateurs et faciles à administrer, pour pouvoir, au risque parfois peut-être de quelques inconvéniens sans portée et sans danger, pour pouvoir, dis-je, attendre avec sécurité l'homme de l'art sans craindre l'explosion des accidens graves de la maladie épidémique. Pour cela, aussitôt la première explosion de la diarrhée, si elle n'a pu être prévenue, il faut prendre immédiatement une dose d'extrait d'opium :

— Soit une pilule de 5 centigrammes d'extrait aqueux thébaïque, pour un adulte; de 4 centigrammes, pour un sujet moins fort; de 3 centigrammes pour un enfant de 14 ou 15 ans; de 2 centigrammes pour un enfant de 10 ans environ et enfin en diminuant selon l'âge et la susceptibilité; le plus grand inconvénient pour les personnes sur-impressionnables, pourra être un peu de narcotisme pendant quelques heures, mais avec la chance d'échapper aux grands accidens de l'algide, ce qui vaut bien la peine d'y penser.

— Soit 15 ou 16 gouttes de laudanum de Sydenham sur un morceau de sucre dans une cuillerée d'eau;

— Soit 7 ou 8 gouttes de laudanum de Rousseau, qui est double de l'autre;

vue, dis-je, que rien ne peut remplacer avec avantage le bouillon de bœuf froid pour un grand nombre de cholériques, car on a vu des malades retomber pour avoir pris le bouillon chaud, et le prendre ensuite froid avec succès.

Le sentiment de bien-être général, et le bon état de la langue qui s'humecte si elle était sèche, servent de pierre de touche et de règle pour continuer ou suspendre l'alimentation ou telle ou telle boisson.

8° Dans les circonstances posées aux § I et II, il faut se défier des liqueurs fermentées, vin, cidre et bière. Si le malade appète des acides, l'eau de salep ou de riz, ou l'eau panée avec la groseille, ont de grandes convenances, ainsi qu'une limonade ou une orangeade légère préparée en suivant les convenances du malade.

9° On verra plus bas, § XXVIII, ce qui regarde l'indication des évacuans, etc., mais d'avance nous dirons que les malaises qui forment les préludes indiqués aux § I et II, borborygmes avec ou sans dévoiement, disparaissent comme par enchantement en faisant prendre d'heure en heure un verre de la dissolution de 40 grammes de sulfate de soude dans quatre verres d'eau. Ce moyen très doux fait cesser les accidens nerveux et les mouvemens intestinaux, ainsi que le dévoiement même s'il existait déjà à l'état blanchâtre. Ses succès sont les mêmes en 1849 qu'en 1832, pourvu qu'on n'attende pas trop tard à l'administrer. Il n'est pas nécessaire, pour employer ce moyen, que la langue soit enduite de mucosité.

10° Si le pouls avait de la dureté, il y aurait indication à faire une saignée explorative en tenant le malade au lit pour favoriser la moiteur avant de donner le sulfate de soude. Si après la diminution ou la cessation de la dureté du pouls, les accidens continuent, l'indication du sulfate de soude est évidente, à moins que l'amertume de la bouche, l'état muqueux de la langue, des nausées et même des vomissemens bilieux jaunâtres n'indiquent l'ipécacuanha. Si l'ipécacuanha ne suffit pas, ou s'il est impossible à cause d'une contre-indication par la difficulté du malade à vomir, alors reparaît l'indication du sulfate de soude.

§ XVI.

Si les accidens cholériques § III se déclarent, et surtout s'ils se confirment comme au § IV, alors :

1° On applique un synapisme préparé avec de la farine de moutarde et de l'eau chaude, aux deux jambes et aux deux bras, et même sur l'épigastre (creux de l'estomac) pendant un quart d'heure ou une demi-heure, jusqu'à ce que le malade les sente fortement. On les renouvelle si cela est nécessaire, en les changeant de place et les proportionnant à la susceptibilité du malade.

2° On augmente les effets du cataplasme sur le ventre en le remplaçant par un morceau de laine épaisse en plusieurs doubles, trempé dans de l'eau très chaude, et tordu. On enveloppe de cette laine tout le torse depuis la poitrine jusqu'au bassin, et on la renouvelle au besoin avec précaution si le malade ne sue pas encore.

3° On a réchauffé et mis en sueur plus facilement en enveloppant les malades dans une couverture de laine sèche. Ce moyen est très énergique.

4° En même temps on fait tomber sur un morceau de sucre une, deux, trois ou quatre gouttes d'essence de menthe, et peut-être davantage s'il le faut. On fait fondre ce sucre dans une tasse d'infusion de feuilles de menthe ou de camomille, ou même de thé s'il est dans les convenances du malade, et on lui fait boire ce mélange; ce qu'on est parfois obligé de recommencer à diverses reprises si l'organisme ne répond pas plus ou moins immédiatement à son injestion par une réaction convenable. On donne du thé avec un peu de rhum et du sucre, je dis un peu, car si on force les doses du rhum on enivre, on étourdit, et on paralyse les effets des autres diffusibles, tels que le vin de Madère sec ou celui de Malaga qui peuvent remplacer le rhum ou l'eau-de-vie à 1 ou même 2 cuillerées à café par tasse de thé ou d'infusion de fleur de camomille ou de fleurs de sureau. On avait fait boire à une jeune femme de 21 ans un grand verre et demi de vin de madère pur, c'est-à-dire une demi-bouteille; elle ne répondit plus à aucun moyen; elle fut ravivée par deux affusions tempérées de 50 secondes, mais le pouls ne put être relevé. Je préfère souvent 2 ou 3 gouttes de laudanum de Sydenham et 6 ou 8 gouttes d'éther sulfurique dans une cuillerée d'eau sucrée; on peut répéter ce moyen en continuant les boissons chaudes ou froides selon la convenance du malade.

Au lieu de l'éther sulfurique simple, on peut employer l'éther camphré à 2, 3 ou 4 gouttes avec le laudanum de Sydenham également dans une cuillerée à soupe d'eau sucrée; on donne ensuite de même des infusions chaudes ou de l'eau froide si elle agit mieux par cuillerées.

Le laudanum à petite dose, 2 ou 3 gouttes, relève le pouls et la grande circulation ; si on force la dose de l'opium, il étourdit et éteint la grande circulation. On réitère de demi en demi heure jusqu'à ce que le pouls se relève avec sueur.

Si le malade vomit, on donne une cuillerée à café d'amidon délayé avec peu d'eau et, de demi en demi heure, une pilule contenant 1 centigramme d'extrait aqueux thébaïque et 10 centigrammes de camphre. Du café noir avec de la menthe ou de l'esprit de mindererus ont été utiles pour obtenir la réaction.

Des mixtures avec la teinture de musc, l'essence de menthe, un peu de laudanum et l'extrait de quinquina ont fixé la réaction qui hésitait.

Mixture :	Eau de menthe,	100 grammes.	Une cuillerée
	Sirop d'éther,	30 grammes.	à soupe d'heure
	Teinture de musc,	30 gouttes.	en heure ou de
	Extrait mou de quinquina,	8 grammes.	2 en 2 heures.
	Mêlez		

5o Si le malade éprouve le sentiment de la chaleur et s'il est tourmenté par une soif vive, il faut examiner si l'on doit donner autre chose que de l'eau fraîche à boire par gorgées, et même de petits morceaux de glace ; mais il faut observer sévèrement la manière d'agir du frais ou du froid, sans permettre de boire autrement que par gorgées. Croirait-on qu'il est des sujets chez lesquels la réaction et la sueur ne s'établissent que sous l'influence des boissons fraîches par gorgées.

6° Si les synapismes n'agissent pas, alors on emploie :

— soit les frictions simultanées sur les quatre

membres et sur l'épine du dos par quatre personnes, surtout si les accidens des § V et VI marchent avec rapidité : les frictions se font plus énergiquement avec une étoffe de laine, même rude, mise en bouchon, à sec ou trempée dans de l'eau ou du vinaigre très chaud et en agissant sous les couvertures; en employant la laine, il faut cependant prendre garde de ne pas écorcher; du coton ou du linge sont préférables;

— soit la percussion sur les membres avec les mains, en cinglant;

— soit l'urtication, en frappant et frictionnant avec des orties piquantes;

— soit les frictions qui ont paru encore plus utiles le long de l'épine du dos, sans découvrir le malade comme pour les membres;

— soit le massage qui, comme la percussion, seconde parfaitement l'effet des frictions.

7° Des serviettes chauffées vivement et renouvelées souvent sur l'estomac, sur la poitrine et sur l'épine dorsale, ont eu les honneurs du succès.

8° Des bouteilles de grès remplies d'eau chaude et distribuées le long du corps, rendent de grands services et tiennent lieu des boîtes de ferblanc remplies d'eau chaude, très employées en Angleterre.

§ XVII.

Lors même que le malade serait arrivé jusqu'à la période indiquée dans le § VII, il ne faudrait pas renoncer à le secourir par la continuation des moyens indiqués dans le § XVI qui précède, et alors :

1° Si les synapismes, etc., sont restés sans effet,

on emploie le liniment suivant auquel on donne toute l'activité désirable.

Pr. Alcool aromatique   250 grammes.
Ammoniaque   12 ou 15 —
Huile essentielle de thérébentine   15 ou 20 —
    Mêlez.

On trempe un bouchon de laine dans ce mélange et on frotte les membres et même l'épine du dos.

On a été jusqu'à joindre à ce liniment des gouttes de teinture de cantharides. Au reste, voici la formule du liniment hongrois qui se compose avec :

Vinaigre,   250 grammes.
Eau-de-vie,   500 —
Farine de moutarde,   16 —
Camphre,   8 —
Poivre,   8 —

Et si on veut :

Une gousse d'ail pilé.

On laisse infuser pendant trois jours.

2° La réaction se faisant attendre, on a employé avec succès un vésicatoire longitudinal par incorporation sur l'épine du dos, de haut en bas, de 9 ou 10 pouces de long sur 2 ou 3 de large. On le laisse quelques heures pendant qu'on agit par d'autres moyens. On a soin de l'arroser avec de l'alcool camphré.

3° Si l'essence de menthe, donnée comme elle est indiquée plus haut, ne répond pas à ce qu'on en attend, alors on la donne dans du café noir froid ou chaud, en suivant l'appétence du malade.

4° Si l'essence de menthe échoue tout-à-fait pour amener la réaction, on examinera l'indication de l'éther camphré , très camphré, à plusieurs gouttes, sur du sucre, dans une cuillerée à soupe d'eau ou de café avec 3 ou 4 gouttes de laudanum de Sydenham.

5° Si l'éther camphré échoue, M. le docteur Block (de Gand) montre une grande confiance dans l'essence de menthe, jusqu'à dix gouttes, donnée dans un verre à liqueur de vin blanc généreux, ou même dans de l'eau-de-vie avec du sucre; il faut même réitérer si la première dose n'opère pas.

6° Si l'essence de menthe, même à dose forte échoue, on arrive à la teinture de Strogonof dont la formule est plus bas. On en donne de 15 à 20 gouttes dans du vin blanc, de préférence avec du sucre, et on réitère au besoin. C'est un stimulant puissant qui ne doit être manœuvré que par les hommes de l'art. Ce stimulant a été utile à la femme d'un confrère pour aider à obtenir une réaction qui ne s'établissait pas.

La mixture de Strogonof se compose avec :

Teinture éthérée de valériane	de chaque 8 part.
Teinture anodine d'Hoffman	
Teinture de noix vomique	de chaque 4 part.
Teinture d'arnica, fleurs et racines	
Teinture d'opium,	6 part.
Essence de menthe,	2 part.

7° Je préférerais commencer par la teinture de la sœur de charité, publiée dans le département du Nord et par M. le docteur Cayol dans son excellent *Manuel*. La voici :

Pr. Racine d'angélique,
— de *calamus aromaticus* de la Jamaïque, si on peut en avoir,
— de grande aunée (*Inula helemium, Inula campana*).
— de gentiane.

de chaque une once ou 32 grammes.

Mettez macérer dans un litre d'eau-de-vie de genièvre pendant trois ou quatre jours, puis tirez à clair.

La dose de cette teinture est d'un verre à liqueur pour un adulte, et si la réaction ne se fait pas sentir après une demi-heure, on en redonne un demi-verre également à liqueur. Je pense qu'on peut évaluer à plus d'une cuillerée à bouche et demie le verre à liqueur.

A ce moyen on joint l'usage de la laine chaude autour du corps, après l'avoir trempée dans l'eau bouillante et tordue, et on fait boire une infusion chaude de petite sauge.

8° Faut-il parler ici des bains entiers chauds ? je n'ai pas eu à m'en louer et j'ai eu à m'en plaindre. Ceux qui suivaient l'Hôtel-Dieu en 1832, et spécialement M. le professeur Trousseau qui prenait une part active dans mon service, n'auront pas oublié un enfant qui expira en le plongeant dans un bain de 28 degrés Réaumur.

9° Dans un des hôpitaux militaires de Paris on a cru avoir observé des avantages marqués de l'application de fomentations chaudes sur la tête de sujets qui étaient dans la stupeur. Ceci demande confirmation.

10° Faut-il enregistrer ici l'emploi du nitrate d'argent en dissolution à 5 centigrammes d'abord dans 4 onces de véhicule simple ou aromatique, proposé par un de nos confrères de Chartres, dans la fièvre typhoïde, et importé dans le traitement du choléra ? Je pense que ce moyen est encore à l'état d'étude comme l'hydro-sulfure de mercure dans le traitement de la fièvre typhoïde et du choléra algide. Le choléra algide n'est certainement pas la fièvre muqueuse de Selles, qui fut plus tard la fièvre adéno-méningée de Pinel, plus tard encore la fièvre entéro-mésentérique de Petit et Serres, et en même temps la dothinentérie de Bretonneau, et finalement la fièvre typhoïde de Paris, qui fait dans la pathologie une invasion qui serait alarmante, si cette qualification de l'état fébrile n'avait pas pris sous certaines plumes et dans certaines bouches la place de la fièvre maligne des anciens, de la fièvre ataxique de Selles et de Pinel, de la gastro-entéro-hépato-céphalite de la médecine physiologique, c'est-à-dire si le mot de typhoïde, appliqué à tout propos, n'était pas devenu une réponse évasive à toutes les questions pyritologiques, c'est-à-dire sur les fièvres.

11° On a employé, pour favoriser et produire directement la réaction et une sueur utile chez les cholériques,

— soit les bains de vapeur sèche à une température plus ou moins élevée au moyen de cerceaux placés dans le lit, et d'un caléfacteur dont on règle l'action. Ce moyen, fort employé dans les hôpitaux de Paris, est parfois d'une application difficile. Je n'ai pu en tirer parti dans les cas véritablement graves ; il répond aux serviettes sèches, chauffées, aux bouteilles remplies d'eau chaude, etc.

— soit les bains de vapeur humide, aqueuse ou aromatique qu'on ne peut employer partout et facilement. Ce moyen répond aux cataplasmes, aux fomentations chaudes, à la laine trempée dans l'eau bouillante, etc., tous moyens plus faciles à employer que les bains de vapeur humide.

— soit des étuves plus ou moins chauffées ; mais que faire des étuves, des bains russes et égyptiens dans une épidémie, à un sixième étage ou dans un village? ou bien les cholériques ne périraient-ils pas par le seul fait du transport.

§ XVIII.

1° Jusqu'ici je n'ai parlé, à l'occasion des rubéfians externes, que de ceux qui, en ajoutant du calorique, rubéfient même jusqu'à la combustion, et de ceux dont l'âcreté remplace la température élevée pour irriter la peau jusqu'au point de l'escharifier, si on agit sans ménagement.

2° Au sujet des stimulans internes, je n'ai fait mention que de ceux qui, par leur température élevée et par leurs propriétés âcre et stimulante peuvent, par l'intermède de l'estomac et du rectum, porter dans l'organisme une surstimulation directement rubéfiante.

Telles sont les préparations d'ammoniaque, l'acétate liquide d'ammoniaque, l'hydro-chlorate d'ammoniaque et surtout l'hydro-chlorate de soude, sel de cuisine, dont on a vanté les succès pour amener la réaction. L'acétate d'ammoniaque (esprit de mindererus) a été employé par cuillerées à café dans une infusion aromatique de menthe, de sureau, etc.; il a paru utile en portant à la peau. L'hydro-chlorate d'ammoniaque à 20 ou 30 centigrammes (4, 5, ou 6 grains), a remplacé l'esprit de mindererus. Le sel de cuisine à une cuillerée à café, réitéré même dans un pain à chanter, ou mieux dans une infusion aromatique, a des partisans; on l'a vu amener une belle réaction lorsqu'on réitérait les doses à diverses reprises.

3° Un stimulant qui n'est pas à dédaigner dans les cas extrêmes, est sans contredit l'électricité. En effet, les courans électriques, galvaniques, électro-magnétiques, au moyen des plaques sèches ou mouillées, ou des aiguilles, sont un moyen puissant pour réveiller l'action vitale et ne doivent pas être oubliés.

4° Sans doute que les stimulans directs, dont j'ai parlé jusqu'ici, ont eu des applications utiles, très utiles, mais il est un autre ordre de moyens qui ont été employés avec avantage; cependant si j'examine la question de convenance des *toniques alcooliques* en particulier, j'avoue qu'ayant vu leur usage, surtout exagéré, suivi d'une grande stupeur et d'un état très fâcheux des muqueuses de l'appareil digestif, malgré la réaction factice obtenue à grands frais par le punch, le Malaga, le Madère et l'eau-de-vie, les bienfaits de l'emploi de ces toniques m'ont semblé contestables dans beaucoup de cas; en conséquence, je suis en garde avec eux sans entendre proscrire des agens utiles lorsqu'ils sont employés avec circonspection.

En physique, je comparerais les stimulans rubéfians de l'organisme vivant à l'archet qui fait vibrer les cordes du violon, et j'assimilerais les toniques alcooliques qui montent le ton de l'organisme vivant, aux chevilles qui règlent le ton des cordes de l'instrument en les tendant. L'action tonique des alcooliques peut aller jusqu'à la mort après avoir fortifié, comme celle des chevilles peut s'exagérer jusqu'à casser les cordes après les avoir tendues à l'excès.

Il faut rapporter à la classe des toniques tous les

aromatiques dont j'ai parlé : menthe, camomille, café, éther, etc.

5° Quant aux relâchans et aux émolliens qui détendent et relâchent le ton vital, comme ils favorisent la putréfaction des corps organiques privés de vie, j'en ai parlé comme moyens locaux, cataplasmes, fomentations, etc., mais ils doivent être employés à une température assez élevée pour associer le phénomène de la stimulation à celui du relâchement, car on a vu quels sont les mauvais effets des bains tièdes plus ou moins chauds. Il en est en vérité des cholériques algides à l'égard des relâchans chauds, comme des membres gelés qui se gangrènent si on les plonge dans de l'eau tiède. Dans les préludes, on associe avec succès l'eau tiède ou chaude aux aromates pour les boissons, fomentations et cataplasmes ; mais dans les progrès, c'est la chaleur, les corps chauds qu'on emploie pour produire directement le développement de la chaleur vitale ; par les frictions, percussions, urticaiions, synapismes, alcalis âcres, etc. On a rétabli cette chaleur vitale indirectement, même en les employant à une température inférieure à celle du corps vivant.

§ XIX.

Il me reste à parler des agens qui au lieu d'ajouter du calorique en enlèvent à l'organisme et le refroidissent même jusqu'à la congélation, et de ceux dont l'action va jusqu'au tanage des substances organiques mortes.

1° Dans les préludes, § I et II, il est rare que le froid convienne soit au dehors soit au dedans du corps,

sous les couvertures, tantôt avec les mains et tantôt avec des bouchons de linge ou de flanelle; on consulta son appétence pour les boissons chaudes ou froides et on s'y conforma, la coloration de la peau, la chaleur et la grande circulation se relevèrent bientôt successivement; une moiteur douce s'établit et le malade guérit. On comprend qu'au sortir de l'affusion, il faut faire un choix parmi les moyens proposés pour amener la réaction. Il faut revoir les moyens intérieurs et extérieurs, §§ xvi et xvii.

On comprend l'importance de la position presque horizontale à cause du danger des lipothymies (défaillances).

Si les projections ou affusions d'eau en nappe n'inspirent pas de confiance, qu'on se souvienne de la puissance d'une simple cuillerée d'eau froide jetée au visage d'un homme en syncope.

Le lavage avec des éponges trempées dans l'eau froide pendant une minute a moins de pouvoir que les affusions, mais peut avoir son avantage.

Si on plonge les éponges dans de l'eau vinaigrée, on associe l'action irritante du vinaigre à celle du froid.

Si on emploie pour le lavage le vinaigre chaud, on rentre dans l'emploi des rubéfians généraux de la peau, et celui dont je parle en ce moment n'est pas à dédaigner. Il a rappelé à la vie des personnes conduites aux portes de la mort par la rétrocession de rougeoles ou de scarlatines.

Il est des sujets qui ont dû leur salut à l'emploi alternatif des affusions froides instantanées et des frictions avec des éponges ou des bouchons de linge ou de flanelle trempés dans du vinaigre chaud pur ou coupé.

Ici se présente, pour l'homme de l'art comme pour l'homme du monde, une question. Comment la réfrigération du corps par les affusions ou les lavages avec de l'eau froide peut-elle amener le retour de la chaleur vitale et relever la grande circulation et la vie? On peut répondre, je pense, à cette question par une autre: Comment l'exercice qui dépense des forces, les augmente-t-il en définitive, à moins que la vie ne soit épuisée? Il est clair, en effet, que les affusions et les lavages froids agissent de deux manières.

En premier lieu, si l'eau employée pour l'affusion est plus fraîche que le corps qu'on lave, elle soustrait du calorique au corps lavé; si, au contraire, elle est plus chaude, elle lui en ajoute, cela est aussi clair que certain. Or, nous avons vu que les bains tièdes ou chauds qui ajoutent du calorique sont funestes aux cholériques comme à ceux qui ont été saisis par le froid.

En second lieu, l'eau employée pour les affusions et les lavages, soit qu'elle soit chaude ou froide, enlève de l'électricité animale par ses courans sur la surface du corps en mouillant l'épiderme; si cette eau est chaude elle relâche les tissus en les désélectrisant et jette dans le collapsus; si, au contraire, elle est au-dessous de la température du corps, elle resserre ses tissus en les désélectrisant et sollicite en même temps une réaction calorigène et électrogène par la puissance vitale. Ce qui est facile à constater sur toute personne qui conserve la faculté d'observer ce qui se passe chez elle pendant et après les immersions dans l'eau douce d'une rivière et surtout dans l'eau saline de la mer. Cette réaction vitale est aussi constante que celle qui suit la projection d'eau froide au visage dans une lipothymie qui a refroidi, suspendu le sentiment et en partie la grande circulation ; il est donc important que les hommes de l'art se pénètrent bien de la manière d'agir, et se familiarisent avec l'un des plus puissans moyens de rétablir l'harmonie entre les différens foyers de l'action vitale et nerveuse.

— Cette *gymnastique vitale* revient à ce qui se passe dans une main à moitié gelée qu'on réchauffe en la frottant avec de la neige.

3° Si, après avoir épuisé les stimulans et même les toniques intérieurs et extérieurs, un malade reste oppressé avec une barre à la base de la poitrine (c'est-à-dire un spasme du diaphragme) ou avec un poids sur la poitrine (c'est-à-dire avec une stase de sang dans les veines pulmonaires et le cœur), si le pouls se relève mal et surtout s'il y a du tumulte dans la région précordiale, des battemens thoraciques et à la surface des membres de grandes veines brunâtres ; il est ordinaire que la saignée qui donne un sang noir rougissant difficilement à l'air, soit utile : pourquoi? le docteur Cayol a parfaitement saisi cette indication de la saignée contre l'asphyxie cholérique comme contre les autres.

Le sang asphyxique que la saignée fournit dégage la grande circulation d'un sang peu propre à entretenir la vie ; de proche en proche les veines des membres se vident, l'aorte se décharge dans les artérioles capillaires, les veines pulmonaires cèdent le sang noir qui les engorge et l'artère pulmonaire leur en fournit d'autre ; mais ceci ne peut se faire sans que les phénomènes capillaires de la respiration ne reprennent une activité qui va croissant à mesure que la rutilance normale du sang se rétablit. D'où l'indication de la saignée sous ce point de vue ; mais je ne l'ai pas vue réussir lorsqu'on anticipait avant un commencement de réaction avec les phénomènes que j'ai indiqués plus haut. Lorsqu'on ne peut ouvrir les grandes veines, des sangsues (qui meurent après s'être gorgées de sang cholérique) et surtout des ventouses sèches ou mouchetées deviennent très utiles lorsqu'il y a ou qu'il survient des complications de maladies locales sur lesquelles la dérivation physiologique peut avoir prise.

4° Que faire des opiatiques dans les accidens cholériques ? Les opiatiques et surtout les préparations alcooliques de l'opium agissent de plusieurs manières.

D'abord en émoussant la sensibilité nerveuse, en régularisant l'action des deux systèmes nerveux à une dose modérée, et ensuite en l'éteignant si on l'exagère.

Ensuite à une dose légère les préparations d'opium qui, comme tous les agens complexes, n'agissent pas d'une manière semblable sur tous les organes, les préparations d'opium, dis-je, à dose modérée, relèvent la grande circulation et favorisent la moiteur et même la sueur.

L'opium et ses préparations ont été en conséquence très utiles dans le début des accidens cholériques, mais associés à la menthe ou à l'éther ; ainsi, il est arrivé qu'une potion à base de laudanum ou de teinture d'opium, de sirop d'éther et d'eau de menthe, jointe à des synapismes et à des cataplasmes chauds sur le ventre et à l'infusion de camomille en boisson,

3.

a parfaitement conjuré les accidens de cholériques déjà refroidis.

En même temps qu'elles peuvent favoriser les vomissemens, les préparations opiatiques calment les crampes et ordinairement le dévoiement.

Enfin, il ne faut jamais perdre de vue avec les sujets dont on n'a pas l'habitude, que, pour certaines constitutions, une goutte de laudanum, même de Sydenham, est un véritable poison.

La belladone abat la puissance nerveuse et la grande circulation, sans amener de réaction et ne diminue pas le dévoiement.

Il en est du *datura stramonium* comme de la belladone.

L'opium et ses préparations isolées ou combinées avec celles de la valériane, de l'assa fétida, du quinquina, ont rendu de grands services dans le traitement des anomalies cholériques consécutives ; il ne faut donc pas s'étonner que, dans certaines localités, on regarde l'opium comme un spécifique contre le choléra et ses accidens.

5° On a parlé du haschisch ou extrait résineux du chanvre. D'après le rapport de M. Gastinet, pharmacien au Caire, l'emploi de ce moyen semblerait spécifique en Égypte dans le traitement du choléra, mais il faut que ce moyen ait été employé dans notre climat et que d'autres faits soient venus se joindre à celui qu'on cite de M. le docteur Legroux. Voici au reste la formule que donne M. Gastinet.

Infusion chaude de camomille,	96 grammes.
Sirop simple,	30 —
Teinture de haschisch,	40 gouttes.
M. S. A..	

A prendre en une fois dans la période du choléra.
Je n'oserai autoriser d'emblée cette dose en Europe.

M. Gastinet qui fait connaître ce procédé par l'*Union médicale* annonce que 5 gouttes de sa teinture contiennent 5 centigrammes du principe actif du haschich.

6° Je n'ai pas employé le chloroforme, il éteint la grande circulation et la sensibilité de manière à m'intimider. Je ne connais pas assez sa manière d'agir par l'estomac pour oser en parler à l'occasion du choléra, je sais seulement qu'il fait quelquefois vomir.

CHAPITRE III.

PRÉDOMINANCES SYMPTOMATIQUES, ET INDICATIONS
QUI EN RÉSULTENT.

§ XX.

Quant à la prédominance de tel ou tel accident sur les autres :
1° Si les vomissemens dominent :
— L'eau gazeuse rafraîchie en boisson;
— Le magistère de bismuth, de 5o centigrammes à 1 gramme;
— La poudre de racine de colombo seule ou associée au bismuth ou à de l'amidon;
— La température froide des boissons féculentes,

légères, seules ou coupées avec l'eau gazeuse;
Sont des moyens qui ont rendu service.

2° S'il y a émission de beaucoup de gaz, au lieu de poudre de colombo on pourra associer avec succès au sous-nitrate de bismuth 3o à 4o centigrammes et plus de charbon de fusin parfaitement charbonné et pulvérisé, absolument impalpable.

— Le bouillon de bœuf froid par cuillerée réussit souvent très bien.

— L'eau froide est parfois le meilleur anti-vomitif.

— Les mixtures opiatiques favorisent souvent les vomissemens au lieu de les arrêter.

3° Des vomissemens qui avaient résisté à beaucoup de moyens ont cédé immédiatement en faisant avaler aux malades par cuillerées à café une espèce de pâte molle préparée immédiatement avec de l'amidon et de l'eau froide. On réitère plus ou moins. Au lieu d'eau simple, on peut se servir d'eau de roses distillée ou de décoction de racines de grande consoude refroidie, sans sucre.

On fait boire par-dessus, si l'on veut, de l'eau rendue albumineuse, sans sucre, préparée en battant le blanc d'un œuf frais avec un demi-litre d'eau, de manière à faire mousser. On donne par cuillerée. On peut également se servir pour boisson, d'eau froide blanchie avec de l'amidon délayé.

4° Ici reparaît l'indication de l'eau acidulée agréablement et même fortement avec l'alcool nitrique.

5° L'huile camphrée donnée par cuillerée à café a arrêté des vomissemens qui avaient résisté à beaucoup d'autres moyens.

6° De l'eau bouillie avec un peu de sel et versée sur

du pain en y ajoutant ensuite de l'huile qu'on bat au moment de boire, devient un excellent anti-émétique qui porte à la peau et relève la grande circulation surtout chez les personnes du midi.

7° La décoction de son de froment frais est parfois très bien supportée par l'estomac.

8° Le jaune d'un œuf frais, délayé dans un demi-litre d'eau froide, et même avec addition d'un sixième d'eau gazeuse, a réussi et agi en qualité d'analeptique, ainsi que le jaune d'œuf cru avalé comme une huître.

§ XXI.

Si le dévoiement domine, au contraire, il faut alors :

1° Revoir ce qui a été dit au sujet des préludes, §§ I et II.

2° Employer, je le répète, le magistère de bismuth à 1 gramme avec 40 ou 50 centigrammes de charbon de fusin porphyrisé impalpable et une cuillerée à café de sirop de diacode ou de pavots blancs, à diverses reprises. Le sous-nitrate de bismuth agit mieux ainsi que le charbon en leur associant de l'amidon.

3° Recourir à la décoction de racine d'arnica à 15, 20, 30 grammes avec 60 centigrammes de cachou dans 125 grammes de véhicule, *peut être* avec 5 centigrammes d'extrait aqueux thébaïque, donnée par cuillerée à soupe.

4° Si la diarrhée est bilieuse et même avec vomissement, donner un verre ou deux d'eau minérale avec 10 grammes de sulfate de soude dans chaque verre et même avec 1 gramme d'hydrochlorate de soude, si le pouls est déprimé.

5° Si on peut se procurer les eaux de Kissenghen (source Ragotzi), en Bavière, un verre ou deux peuvent résoudre la difficulté.

6° M. le docteur Cayol donnait en 1832 des soins à M. P..., âgé alors de près de 60 ans, pour des accidens cholériques. Le malade avait eu 60 garde-robes dans la nuit qui précéda la consultation à laquelle je fus appelé. Il était presque éteint. Ce dévoiement qui avait résisté au traitement le plus rationnel, céda, comme par enchantement, à des demi, à des quart de lavemens *froids* avec décoction de riz qu'on peut remplacer par de l'eau dans laquelle on délaye deux cuillerées d'amidon. Le malade jouit encore aujourd'hui d'une bonne santé, a 77 ans environ et a noblement supporté dernièrement une maladie grave dans laquelle on a dû le saigner.

7° La thériaque, le diascordium, la confection d'hyacinthe ont trouvé leur application, sans qu'il faille trop y compter.

8° Peut-être que dans les cas d'opiniâtreté de dévoiement la solution de nitrate d'argent, qui réussit si bien dans les dysenteries chroniques, trouverait une application utile, soit en potion à 5 centigrammes sur 125 grammes de véhicule, soit même en lavement avec de l'amidon en en portant la dose jusqu'à 2, 3, 4, 5 centigrammes sur 125 grammes de véhicule pour les quarts de lavemens, ainsi que M. Nathalis Guillot paraît l'avoir fait avec succès.

9° Revoir les boissons analeptiques conseillées au § XX.

10° Délayer de l'amidon en petite quantité dans le bouillon froid qu'on donne par cuillerées à soupe.

11° Donner de la décoction blanche du Codex.

12° Après le bouillon ou la décoction blanche, il a été parfois utile de donner une ou deux cuillerées à soupe de café noir dans lequel on a délayé un peu d'amidon.

§ XXII.

Dans les prédominances des crampes, on a recours :

1° Aux frictions, soit avec l'éther acétique camphré, soit avec l'alcool camphré avec ou sans opium ;

2° Aux frictions avec l'huile camphrée laudanisée ;

3° Aux quarts de lavemens, contenant 30, 40, 50 ou 60 centigrammes d'assa fétida étendus avec du jaune d'œuf dans de l'eau simple ou dans une décoction

— soit de racine de valériane sauvage à 10, 15, 20, 25 ou 30 grammes par litre d'eau,

— soit de racine de *calamus aromaticus* de la Jamaïque,

— soit de pivoine ;

4° Aux ligatures momentanées des membres avec des mouchoirs ployés en cravate;

5° Au massage, même cadencé ;

6° A l'extension des membres.

§ XXIII.

Si, avant ou après l'arrivée de la réaction, le malade éprouve :

1° Le sentiment d'une barre vers l'estomac, c'est-à-dire à la base de la poitrine, il faut épier l'état du pouls et l'indication :

— soit de la saignée du bras, surtout s'il y a du tumulte dans la région du cœur,

— soit des ventouses sèches simples ou avec des sangsues sur la région épigastrique (creux de l'estomac),

— soit de la respiration de l'acide acétique,

— soit des respirations ammoniacales,

— soit des courans électriques ou électro-magnétiques ;

— soit qu'on emploie ces moyens séparément,

— soit qu'on les emploie combinés avec les synapismes, avec les frictions, ou avec l'application de briques chauffées à l'eau bouillante et enveloppées de flanelle arrosée de vinaigre simple ou aromatique ou de sureau ou de tout autre topique vinaigré ;

2° Le sentiment d'un poids à la région précordiale ou dans tout autre point de la poitrine, et surtout si les veines deviennent bleuâtres ; si la gêne de la respiration va croissant ; — on aura à examiner les mêmes indications que dans le sentiment de la barre ou de la constriction de la base de la poitrine.

§ XXIV.

Si la réfrigération domine, on réfléchira aux divers moyens proposés pour relever la chaleur vitale ; tels sont :

— Les synapismes, les cataplasmes très chauds,

— Les frictions simples, ou ammoniacales, ou vinaigrées sur la région dorsale et sur les membres sans découvrir le malade ;

— La percussion,

— L'urtication,

— Les briques chaudes enveloppées de flanelle arrosée d'alcool aromatique ou de vinaigre, formant un bain de vapeur humide ;

— Les bouteilles d'eau chaude ;

— Des couvertures de laine sèches ;

— Un usage convenable d'infusions aromatiques chaudes de menthe, de petite sauge, et surtout de café, seul ou aiguisé avec l'esprit de mindererus ;

— à moins qu'une appétence et une soif impérieuse ne commandent l'usage des boissons froides, et même celui de la glace.

§ XXV.

Si la menace d'asphyxie domine avec lividité plus ou moins prononcée de la peau, surtout du visage, même sans réfrigération, avec plus ou moins de dépression du pouls et surtout avec des vomissemens et des selles blanches et avec chaleur et sécheresse de la peau et soif ardente ;

Si les boissons chaudes et stimulantes ont été employées en vain ou avec désavantage ;

1° Alors, d'après ce qui m'est arrivé dans des fièvres graves, une limonade c'est-à-dire une boisson acidule, agréable, préparée avec 3, 4 ou 5 cuillerées à café du sirop composé suivant, a déjà rendu des services :

Sirop composé : on mêle 8 grammes d'alcool nitrique (acide nitrique dulcifié) avec 225 grammes de sirop de capillaire ou de gomme.

On emploie ce sirop à la température qui plait,

fût-ce de l'eau rafraîchie; on en donne par gorgées un verre moyen de demi en demi-heure.

Si le malade vomit on donne une cuillerée à café de purée d'amidon délayé à froid avant de faire boire.

2° On peut y joindre de la glace par petits morceaux;

3° En même temps on ne néglige pas les moyens extérieurs d'entretenir la chaleur et la moiteur comme ils ont été indiqués § XVI, boules d'eau chaude, couvertures de laine, etc.

4° Il est possible qu'on puisse tirer parti du gaz oxigène enfermé dans une vessie fermée avec un robinet qu'on ouvre ensuite, plus ou moins, vers la bouche et les narines.

§ XXVI.

Il arrive parfois que la chaleur vitale rétablie aux membres, la grande circulation ne se relève pas et que son extinction menace la vie et fait même périr le malade. Ceci demande une grande attention : on examine d'abord quels sont les moyens qui ont été employés pour relever la calorification, et jusqu'où ils ont été poussés. Alors on doit examiner l'indication :

— Du punch;

— Du vin de Malaga ou d'Alicante;

— Du vin de Madère;

— De la teinture de la sœur, dont la formule est plus haut.

— De l'eau-de-vie, du café, etc., etc.

Soit qu'on emploie ces moyens seuls, soit qu'on y ajoute une ou plusieurs gouttes d'essence de menthe et des cuillerées de boissons aromatiques.

Il y a ici un écueil à éviter, car si on insiste sur ces moyens, on étourdit la vie sans relever le pouls, et si le malade résiste quelques jours, la bouche se dessèche, la muqueuse buccale rougit et le malade succombe dans une stupeur nerveuse qu'on appelle fièvre typhoïde, ou dans un délire mucitant.

Que faire dans un cas aussi extrême? il faut s'arrêter dans l'usage des toniques alcooliques et passer aux toniques analeptiques, car l'extinction de la grande circulation comme la propension lipothymique qui l'accompagne, peut se lier à l'état d'inanition du sujet et surtout s'il a eu auparavant des évacuations excessives. Alors on examine les effets du bouillon de bœuf froid (pas trop fade peut-être, modérément salé cependant), d'abord par cuillerées à café, puis par cuillerées à soupe, et si par son usage le malade se ravive, si la langue s'humecte, si le pouls évanoui redevient sensible, il faut continuer et ne désespérer de rien.

Il faut bien entendre qu'il ne s'agit pas ici de l'inanition ou de la faiblesse produite par le défaut d'alimens, mais bien de cette faiblesse qui appartient à toutes les maladies de mauvaise nature dès leur invasion. En effet, ne voit-on pas, dès l'invasion des maladies ataxiques ou pernicieuses, des dispositions lipothymiques, et une débilitation qui dénoncent immédiatement la diminution et la tendance à l'extinction de la résistance vitale. Cette tendance à l'extinction de la vie est évidente dans les fièvres pernicieuses dans lesquelles elle se montre et se suspend deux ou trois fois seulement avant d'immoler le malade. Or,

dans ces fièvres pernicieuses avec tendance immédiate
à l'extinction de la vie, Galien n'avait pas à leur opposer le quinquina, que faisait-il alors? il demandait
au bouillon et aux vins généreux ce qu'il ne pouvait
demander à un agent qu'il ne connaissait pas, et
il guérissait. Ces remarques prendront plus d'importance encore, si on réfléchit que c'est la partie de la
société qui souffre davantage des privations et des
qualités peu nutritives de son alimentation, qui est
la plus maltraitée par les maladies pernicieuses et
par le choléra en particulier, dans tous les pays.

Souvent il faut un auxiliaire à l'estomac pour digérer les substances nutritives, etc.

C'est alors que 6 ou 8 gouttes d'éther sulfurique
jetées sur un morceau de sucre dans une cuillerée à
soupe d'eau ou d'infusion aromatique ont été utiles.
On réitère selon les effets.

— On peut associer à l'éther 2 ou 3 gouttes de laudanum de Sydenham, si on n'en a pas abusé, et
on l'a fait avec succès et même en réitérant, s'il
y a de la douleur à l'estomac;

— On peut remplacer l'éther par la teinture saturée
de quinquina associée à 2 ou 3 gouttes de laudanum de Sydenham sur du sucre dans une cuillerée d'eau ou mieux dans une cuillerée de café
noir chaud surtout, et même avec 2 gouttes de
laudanum;

— Voici une mixture qui relève la grande circulation lorsqu'elle n'est pas éteinte :

Sirop d'éther,	30 grammes.
Eau de menthe,	100 —
Extrait mou de quinquina,	8 —

M. S. A.

Et donnez une cuillerée à soupe d'heure en heure, puis de 2 en 2 heures, puis de 3 en 3 heures en faisant précéder la cuillerée de la mixture d'une ou de plusieurs cuillerées à soupe de bouillon de bœuf versé auparavant sur du pain grillé. Si l'estomac est très irritable, on pourra joindre à la mixture 6 ou 8 gouttes de laudanum de Sydenham.

— Il est évident que dans la mixture qui précède on peut remplacer l'eau de menthe par du café noir double, comme on peut remplacer le sirop d'éther par celui d'écorce d'orange ou par du sucre en raison des convenances du malade.

— Des gouttes d'ammoniaque dans du café avec de l'eau de menthe ont réveillé la grande circulation; on sucre et on réitère si on est invité. On ajoute même des gouttes de laudanum de Sydenham.

CHAPITRE IV.

ÉTATS CONSÉCUTIFS AU CHOLÉRA ALGIDE.

§ XXVII.

Soit que le cholérique ait auparavant abusé des boissons alcooliques, soit qu'on ait été forcé d'employer beaucoup de stimulans externes et internes, soit par quelque cause insaisissable, il arrive que le malade tombe dans une stupeur nerveuse avec affaissement comme comateux plus ou moins considérable, tantôt sans fréquence de pouls, qui est faible et presque insensible, tantôt avec un pouls assez développé et sans fréquence remarquable, et tantôt avec un état fébrile plus ou moins fortement prononcé. Quelques auteurs ont appelé cet état fébrile fièvre typhoïde et même typhus, pour indiquer apparemment l'état de stupeur qui le caractérise. Distinguons l'état typhoïde qui peut survenir dans le cours du choléra algide :

1° Lorsque la stupeur est sans fièvre, avec un cœur et un pouls faibles sans fréquence et sans délire typhomanique, c'est-à-dire sans délire somnolent, alors les vésicatoires à la nuque, si déjà ils n'ont été employés, combinés avec les synapismes sur les membres inférieurs, alors les fomentations chaudes de la tête proposées par un de nos confrères, médecin à l'hôpital militaire du Gros-Caillou, pourraient peut-être devenir utiles employées avec mesure, de concert avec le sirop d'écorce d'oranges, contenant 3 ou 4 grammes d'extrait de quinquina et 2, 3 ou 4 gouttes d'essence de menthe par once. On donnerait ce sirop par cuillerées à café.

Il est des cas où l'éther camphré ajouté au sirop par gouttes réussit mieux que l'essence de menthe.

Le bi-succinate d'ammoniaque par gouttes a remplacé avec avantage la menthe et l'éther camphré; on peut remplacer le bi-succinate par l'acétate liquide d'ammoniaque (esprit de mindererus), associé au sirop ci-dessus ou mêlé avec lui dans une infusion aromatique de camomille ou de petite sauge à une dose convenable.

Si on n'est pas content des fomentations chaudes,

on sera conduit à étudier tout doucement les applications d'abord tempérées et ensuite fraîches sur la tête.

Pendant ce temps il faut instiller des boissons fortifiantes, de l'eau vineuse légère, si elle plaît et si on n'a pas trop abusé des alcooliques et surtout des cuillerées à café puis à soupe de bouillon de bœuf froid.

2° Si la stupeur est accompagnée de rougeur du visage, d'un cœur fort, d'un pouls plus ou moins développé quoique sans ou avec peu de fréquence, même sans délire très prononcé, alors on a à examiner l'indication de la saignée s'il n'en a pas été fait, ensuite celle des sangsues derrière les oreilles, celle des applications réfrigérantes sur la tête, soit dans des vessies, soit par des irrigations en même temps qu'on emploie des rubéfians sur les membres inférieurs; si les applications réfrigérantes ont de l'avantage, elles conduisent aux affusions de 2 ou 3 minutes avec de l'eau à 20, 19, 18 et même 17 degrés Réaumur faites de haut en bas, le malade étant couché sur un lit de sangle incliné ou assis dans une baignoire s'il est assez fort et qu'il n'y ait aucun danger de lipothymie ou défaillance.

Si les réfrigérans n'ont aucun avantage, on sera le maître de vérifier les résultats de notre confrère du Gros-Caillou par les fomentations chaudes sur la tête.

Il ne faut pas oublier de faire prendre des boissons acidules et analeptiques, soit féculentes, soit du bouillon froid.

3° Si la stupeur cérébrale est accompagnée de fièvre, de vertiges, d'étourdissemens, il ne peut guère y avoir lieu d'hésiter sur l'application des affusions de quelques minutes dont je viens de parler. Il est indispensable d'examiner l'indication de la saignée, des sangsues derrière les oreilles.

Si le pouls a de la consistance, il faut, si les affusions ont des effets trop fugaces, les remplacer par les irrigations avec deux filets d'eau courante sur la tête, le malade étant couché horizontalement et établi de manière que le lit, garanti par une toile imperméable, l'eau s'écoule dans un seau placé au-dessous. Deux petits robinets adaptés au seau établi au-dessus de la tête sont plus commodes que les syphons. Ce moyen a une action douce et soutenue, et pendant son emploi il est facile de tenir le corps et les membres chauds; il est des malades qui, pendant son usage, entrent dans une sueur douce. Si le pouls se concentre ou si le malade se refroidit, on suspend ce moyen.

Règle générale, on s'arrête à la boisson sous l'influence de laquelle la bouche s'humecte le mieux et reste le plus longtemps humide, fût-ce le bouillon pur ou coupé.

4° Si la stupeur est venue après le délire, si l'un des côtés est plus faible que l'autre ou se paralyse, si la pupille remonte sous la paupière supérieure, si le coma tourne au carus, c'est-à-dire s'il est de plus en plus difficile de tirer le malade de son affaissement ou de sa stupeur, avec difficulté croissante de la déglutition et de la respiration devenant stertoreuse, alors on est certainement en face d'une méningite avec des suppurations et même des ramollisemens cérébraux, la vie, la nature et l'homme de l'art sont vaincus.

§ XXVIII.

1° Les accidens cholériques ne se terminent pas toujours en laissant le malade dans une convalescence
immédiate. Ils sont souvent suivis d'un état fébrile
qui n'a rien de fâcheux s'il est modéré, mais qui demande des attentions en raison de ses phénomènes
dominans.

Si l'état fébrile consécutif aux accidens du choléra,
est simple et seulement l'effet d'un surcroît d'irritabilité du cœur et des grands vaisseaux, ou du système
nerveux : un régime analeptique d'une nature et
d'une température convenables, des bains courts et
doux, et le temps, aidé d'un repos et de petits exercices, en feront raison. On juge de cette situation par
les effets d'une alimentation bien mesurée : si l'état
fébrile diminue, il faut continuer. Si la fièvre consécutive est entretenue par la mauvaise disposition de
quelque organe, il faut rechercher attentivement les
moyens d'y obvier. Y a-t-il embarras ou douleur de
la tête? Les bains de pieds chauds jusqu'aux malléoles,
combinés avec des lavages tempérés de la tête et du
visage, tandis que les pieds sont dans l'eau, calment
la tête et la fièvre.

2° S'il reste de la toux avec ou sans douleur de quelque point des parois de la poitrine, il faut examiner
l'indication d'un vésicatoire volant sur la douleur ou
de quelque calmant, par exemple : une ou deux pilules
de cynoglosse de dix centigrammes chaque, ou bien
deux ou trois centigrammes de belladone seule ou associée à 10, 15, 20 centigrammes d'extrait de valériane; souvent même la thridace suffit. Le lait d'â-

4.

nesse, quand il passe, peut rendre de grands services.

3° S'il y a de l'inappétence, des digestions pénibles, douloureuses, avec flatulences, avec affaissement, assoupissement après des repas même très exigus, alors on examine l'indication de faire chiquer à jeun, en avalant la salive, 2 ou 3 grammes de rhubarbe; si la rhubarbe ne réussit pas, on fait chiquer du quinquina concassé de la même manière; bien entendu que lorsqu'il a perdu son amertume, on rejette le bois devenu insipide. L'infusion à froid des mêmes substances à 8 grammes pour 250 grammes d'eau froide, réussit moins bien que le chiquage.

En pareil cas, je ne saurais appeler trop fortement l'attention sur l'importance d'étudier avec soin la température à laquelle il convient de permettre les alimens et surtout le bouillon. Une jeune dame languissait et ne pouvait digérer le moindre aliment sans un état fébrile, sans un affaissement et sans des souffrances considérables; cet état durait depuis plus de deux mois, et avait amené un amaigrissement considérable, lorsque au lieu des fécules qu'on donnait, on s'avisa de lui faire prendre par cuillerées d'abord et ensuite par tasses, du bouillon froid dans lequel on trempait du pain modérément grillé. Dès-lors les difficultés s'évanouirent; la viande rôtie, mâchée d'abord et sucée, puis avalée, vint bientôt renforcer le régime et tint lieu de fébrifuge.

Beaucoup de faits semblables prouvent qu'il faut souvent de la dextérité pour manœuvrer le régime des convalescens, à la suite de toutes les maladies et surtout à la suite du choléra.

Il arrive parfois que l'estomac, après le repas, a

besoin d'un adjuvant; ainsi, une cuillerée à soupe d'eau de menthe ou d'essence de vanille par exemple, peut remonter son énergie digestive; mais il arrive aussi qu'un demi-centigramme à un centigramme d'extrait aqueux thébaïque, associé à 10 ou 15 centigrammes d'extrait de gentiane, ou bien à 5 centigrammes d'alun donné avant le repas, calme le surcroît d'irritabilité de l'estomac et le remet en bonne voie pour digérer convenablement.

4° S'il reste une disposition au vomissement, alors 30, 40, 50 ou 60 centigrammes de magistère ou sous-nitrate de bismuth avant les repas suffisent souvent pour rompre l'habitude.

Si le sous-nitrate de bismuth seul échoue, alors on lui associe la poudre impalpable de racine de colombo ou de calamus aromaticus ou de charbon de fusin parfaitement impalpable.

Si l'estomac rejette ces poudres, on leur associe l'amidon en les délayant avec de l'eau; on essaye les eaux gazeuses, le lait ou le bouillon froid à jeun.

5° S'il reste un flux bilieux consécutif qui ne finisse pas, on a recours au charbon porphyrisé impalpable à 30, 40 ou 50 centigrammes avant les repas, en lui associant une cuillerée à café d'amidon délayé avec de l'eau ou avec une cuillerée à café de sirop de pavots blancs.

Si le charbon échoue, on examine l'indication de l'extrait alcoolique de noix vomique à un tiers de centigramme, ou demi-centigramme, seul ou associé au charbon porphyrisé et à l'amidon. On donne également cela avant les repas.

6° Si des anomalies nerveuses, telles que des vertiges, des étourdissemens, des étouffemens, des palpitations, une disposition lipothymique survivent aux accidens cholériques, alors reparaît la nécessité de l'étude du régime alimentaire; quant à sa nature et à sa température, la plus petite proportion de liqueur fermentée, vin, cidre ou bière dérange tout un plan. Un homme fort d'ailleurs et digérant parfaitement toute espèce d'aliment, est constamment repris de dysenterie en buvant seulement 7 ou 8 gouttes de vin dans un verre d'eau ; d'autres sont empoisonnés par deux fraises, par un quartier de pêche, par la moindre proportion de melon, par une patte d'écrevisse, etc.

Il est indispensable d'être averti que pendant et après les maladies, surtout ataxiques, qui font une certaine impression sur l'organisme vivant, il peut se développer les idio-syncrasies les plus bizarres, les plus imprévues, et demandant par conséquent une surveillance spéciale pour étudier les convenances de chaque convalescent en particulier, quelles que soient les anomalies nerveuses qui le fatiguent.

On combat ces anomalies nerveuses :

— Soit par une mixture analogue à la suivante :

Eau de mélisse ou de tilleul,	100 grammes.
Sirop d'éther,	30 —
Extrait de valériane,	6 ou 8 —
M. s. a.	

On agite et on donne une cuillerée à soupe avant les repas.

Si l'éther ne réussit pas, on le remplace par le sirop de menthe.

Si la valériane ne réussit pas, on la remplace par

la teinture de musc en y joignant même de l'extrait
de quinquina. On examine aussi la convenance d'un
atome de narcotique, codéine, extrait aqueux thébaïque, acétate de morphine ou laudanum;

> — Soit par des pilules à base d'extrait de valériane
> ou d'extrait de *calamus aromaticus*, ou de musc
> ou de *castoreum* associés à un amer comme
> l'extrait de quinquina, de gentiane ou de mé-
> nianthe et parfois avec un atome d'extrait aqueux
> thébaïque.

Rien ne peut remplacer la régularité des heures
de repas, et la sobriété. Un jeune homme avait ruiné
son estomac et sa santé, en ne mangeant que lorsqu'il
en sentait vivement le besoin; et alors il mangeait glou-
tonnement. Forcé d'aller passer un mois dans un château de Bretagne, pour une recherche de papiers dans
des archives de famille, il fut obligé de se soumettre à
la règle de la maison. On servait les repas au coup de
cloche, et passé l'heure, il n'y avait plus rien à manger. Il en revint gros et gras et son estomac parfaitement rétabli, malgré ses travaux de recherches. Ce ne
fut qu'alors qu'il comprit l'importance des conseils
que je lui avais donnés auparavant.

A Gand, un établissement où l'on a nourri huit
cents indigens, l'hôpital général des Incurables can-
céreux, les casernes, et tous les établissemens soumis
à une règle fixe pour le régime, ont été, cette année
même, exempts du choléra jusqu'à présent.

L'exercice physique est de haute importance; mais
il faut dans la convalescence où la faiblesse est encore
grande, se garder de le conseiller après les repas, car
alors il troublerait la digestion.

Si la faiblesse était si grande, que le convalescent ne pût, sans inconvénient, prendre ses petits exercices physiques avant ses repas, il ne serait pas temps de lui en permettre.

L'action d'écouter, de parler dans le commencement d'une convalescence fatigue plus ou moins ; d'où la nécessité de ne pas permettre la présence ou la circulation trop active d'une société causante autour des malades et des convalescens. La seule fatigue d'entendre parler plusieurs personnes et de leur répondre, jointe à celle d'un changement de lit a coûté la vie à un homme de 3o ans.

7° Une femme de 4o ans avait eu le choléra algide, au plus haut degré; dans une pièce longue et étroite, l'arôme spécial de sa sueur s'était imprégné dans les rideaux et les couvertures du lit, et incommodait ceux qui entraient auprès de la convalescente, qui ne pouvait récupérer ni force, ni appétit, ni sommeil. J'obtins qu'elle fût portée dans une autre pièce, après l'avoir changée totalement de linge. A compter de ce moment l'appétit, le sommeil et les forces se relevèrent, et la malade se rétablit parfaitement sans rien changer à son régime. M. le docteur Guillet visitait cette personne avec moi.

Ce fait prouve surabondamment qu'il faut surveiller l'habitation de la personne malade, sous tous les rapports, et ménager les moyens de renouveler l'air; sans quoi on risque de voir perpétuer par cette cause des accidens consécutifs, et une convalescence qui n'aurait pas de fin.

8° Si un état saburral des premières voies avec état muqueux de la langue, amertume de la bouche et inappétence, continue opiniâtrement et que cet état résiste aux boissons amarescentes, à la macération de 25 fleurs de camomille romaine dans un demi-litre d'eau froide pour boire aux repas, ou à l'usage de macération de feuilles de germandrie ou de fleurs de houblon, ou à celle de quinquina seul ou associé à l'emploi des eaux gazeuses, il y a lieu d'examiner l'indication d'administrer, soit l'ipécacuanha, de préférence au tartre stibié en lavage, soit quelques verres de la solution de 40 grammes de sulfate de magnésie ou de sulfate de soude dans un litre d'eau.

CHAPITRE V.

COMPLICATIONS.

§ XXIX.

1° Nous avons vu, dans le cours d'une rougeole, survenir des symptômes cholériques, avec vomissemens, dévoiemens, réfrigération et dépression de la grande circulation, altération des traits du visage, etc. Ces accidens furent combattus avec avantage par les moyens énumérés plus haut, et ce ne fut qu'après, que la desquammation eut lieu. Cette complication ne rend donc pas la guérison impossible.

2° Une dame svelte, âgée de 74 ans environ, était dans le cours d'une fièvre grave avec affaissement typhoïde, chaleur de la peau, fréquence du pouls, sécheresse de la langue, sans symptômes du côté de la tête, mais avec une affection catarrhale des bronches. Le ventre était souple et sans douleur, les garde-robes étaient pultacées, jaunâtres. En arrivant auprès d'elle, le onzième jour, je fus frappé de l'altération des traits du visage, et du cercle brunâtre qui entourait ses yeux; la peau avait perdu sa chaleur, le pouls déprimé avait cessé d'être fréquent, et de 100 pulsations par minute était tombé à 60. Enfin, il y avait eu quelques vomissemens, quelques selles liquides et quelques crampes. Ceci se passait pendant le printemps de 1838; j'agis aussitôt par les rubéfians et les diffusibles internes, pendant la fin du onzième jour, pendant le douzième et durant tout le treizième. Et pendant tout ce temps, l'état de la malade, à-peu-près stationnaire, n'éprouva qu'une légère amélioration. Le quatorzième jour au matin, le pouls donnait 100 pulsations, la peau était chaude et la bouche sèche; la toux catarrhale avait reparu, etc. Nous étions revenus à l'état fébrile du dixième jour. Du quatorzième au dix-huitième, l'état de la malade alla s'améliorant. La solution de la maladie commença du dix-huitième au vingt-unième, et la convalescence se confirma pendant la quatrième semaine. On se borna à des boissons analeptiques, à de l'eau de son, à une mixture contenant une petite proportion d'extrait de quinquina pendant les rémissions de la fièvre, en y joignant même du bouillon par cuillerées. Dans les paroxysmes on se bornait à l'eau d'orge légère, etc.

Que penser de cet entr'acte cholérique du onzième au quatorzième jour? Cette personne jouit aujourd'hui d'une santé satisfaisante, à 83 ans.

3° Je n'en finirais pas, si je voulais parler des complications avec diverses inflammations locales ; pleurésies, péricardites, méningites, péritonites, pneumonies, hépatites, etc. Aucune inflammation locale n'a fait défaut, comme complication. Ces complications réclament surtout les saignées et les dérivatifs locaux.

4° La coïncidence du choléra avec une grossesse est une chose grave. Madame ...., âgée de 34 ans, mère de trois enfans, était enceinte de quelques semaines, lorsqu'elle fut prise de défaillances, de réfrigération, d'extinction du pouls, de vomissemens et de selles cholériques, etc., qui furent combattus par les rubéfians cutanés, par les évacuans et les stimulans diffusibles. Tous ces accidens furent suivis de fièvre assez vive, d'une fausse couche au neuvième jour, et finalement d'une métrite suivie elle-même d'un abcès qui s'ouvrit dans le *rectum*, et de la menace d'un second abcès en avant de la matrice. Mais les sangsues aux aines, les cataplasmes et les bains, un régime convenable et la patience ont fini par triompher de tous les accidens, et cette personne est parfaitement rétablie. Une femme enceinte peut donc, sans succomber, soutenir le choc simultané du choléra, d'une fausse couche et d'une métrite suppurante avec ouverture de l'abcès dans le gros intestin.

5° La coïncidence de l'allaitement est une circonstance fâcheuse pour la nourrice et pour le nourrisson. La nourrice résiste parfois, mais le nourrisson qui ne fait que s'essayer à la vie, périt si rapidement, qu'il est d'ordinaire difficile de le secourir efficacement. Je ne vois pas de moyen particulier à proposer pour ce cas.

6° Lorsque le choléra fait invasion dans une localité, un certain nombre de maladies, qui y règnent, présentent souvent diverses anomalies, divers épiphénomènes ou divers accidens, de réfrigérations, de dépressions du pouls, de crampes, de vomissemens, de dévoiemens, d'extinction de la voix, de suspensions des urines, qu'on est forcé de regarder comme appartenant à une complication cholérique, laquelle conduit à modifier le traitement des autres maladies. Cette complication peut créer des difficultés; mais elle ne doit pas déconcerter.

Il ne faut pas confondre les frissons et les tremblemens fébriles avec les réfrigérations algides du choléra asiatique.

Dans ces complications, on emprunte au traitement du choléra tout ce qui peut s'accommoder à la circonstance pour simplifier les maladies coïncidentes.

7° Lorsque chez des personnes affectées de maladies chroniques quelconques, il se développe des accidens cholériques, ils obligent toujours à suspendre plus ou moins le traitement des maladies premières, pour s'occuper presque exclusivement de celui des accidens cholériques qui deviennent immédiatement la question vitale.

8° Pourquoi le choléra a-t-il épargné les syphilitiques et même les employés de l'hôpital du Midi, sans épargner les hôpitaux du Val-de-Grâce et de Cochin, en 1832 et en 1849, quoique ces deux derniers hôpitaux soient situés dans le même quartier?

Je demande aussi pourquoi tant de personnes qui ont eu des maladies syphilitiques, même très graves,

et qui par conséquent ont subi beaucoup de traite-
mens mercuriels, ont été si maltraitées par le choléra?

9° Pourquoi la rue Saint-Louis et la rue de Sèvres,
larges et bien aérées, ont-elles tant souffert en 1832,
en comparaison de beaucoup de rues étroites ?

10° Pourquoi une salle de paralytiques *gâteuses*
à la Salpétrière, n'a-t-elle pas souffert du choléra
comme les autres parties de l'établissement? Assurément, en admettant l'exactitude du fait, il n'autori-
serait pas la malpropreté.

11° Pourquoi n'ai-je pu tirer aucun parti des courans électriques pour relever la grande circulation chez
plusieurs sujets ?

CHAPITRE VI.

TYPE INTERMITTENT.

§ XXX.

L'observation nous a montré le choléra algide non-
seulement sous le type continu, mais encore sous les
types rémittent et intermittent. Cette circonstance
doit être surveillée de près, car, une fois constatée,

on a l'indication positive de l'emploi des préparations anti-périodiques, à la tête desquelles il faut placer celles de quinquina pendant la rémission ou l'intermission des accidens cholériques.

1° Le sulfate de quinine en poudre dans un pain à chanter mouillé, à la dose de 15, 20, ou 25 centigrammes, en l'associant au triple de son poids d'amidon, à cause des vomissemens, suffit ordinairement. On fait boire par-dessus une infusion de menthe ou d'anis.

On réitère cette dose de deux en deux, ou de trois en trois heures, trois fois.

Il est possible qu'on soit conduit à y associer quelques gouttes de laudanum de Sydenham.

2° Si l'estomac ne supporte pas le sulfate de quinine, on le donnera en lavement à 50 centigrammes, dans 4 onces de purée d'amidon, préparée en délayant l'amidon à froid.

On pourra associer quelques gouttes de laudanum au sulfate de quinine dans les quarts de lavement, que le malade doit garder, et qu'on doit remplacer si le malade est obligé de les rendre.

3° Si l'on ne peut administrer le quinquina ni par l'estomac, ni par l'intestin, on se servira des aisselles, dans chacune desquelles on placera 60, 80 ou 90 centigrammes de sulfate de quinine incorporés dans 4 grammes de graisse. On dépouille le malade de ses vêtemens immédiats et on l'enveloppe dans une couverture de laine, les bras collés contre le corps.

On réitère cette application de trois en trois heures ou de quatre en quatre heures au plus. Ce procédé a parfaitement réussi avec une personne de

84 ans qui avait eu deux accès, dans le dernier desquels elle avait eu 25 vomissemens et autant de garde-robes.

On peut joindre à l'application du quinquina par les aisselles, des fomentations sur le ventre avec une flanelle en plusieurs doubles, trempée dans une forte décoction de quinquina.

4° Si malgré les anti-périodiques par l'estomac, par l'intestin ou par les aisselles, l'accès reparaît, alors il faut provoquer la réaction par les moyens qui ont été indiqués § XVI et suivans, et de plus en lui faisant prendre de demi en demi-heure une des pilules suivantes.

On prépare dix pilules contenant chaque :

1 centigramme d'extrait aqueux thébaïque.

10 centigrammes de camphre et quantité suffisante de thridace pour faire chaque pilule.

On s'arrête dès que l'effet narcotique se prononce.

On donne, par-dessus chaque dose, de l'infusion de fleurs de camomille ou de menthe.

On peut même, si on craint les vomissemens, envelopper ces pilules soit dans de l'amidon mis en pâte en le délayant avec un peu d'eau, soit dans du sous-nitrate de bismuth également délayé.

Si les boissons chaudes ne réussissent pas, on prendra une boisson acidule, et surtout l'eau gazeuse.

5° Si après les accidens cholériques continus comme rémittens et intermittens, il reste des anomalies nerveuses, vertiges, altérations de la vue, tintemens d'oreilles, étouffemens, palpitations, propensions syncopales, vomissemens, borborygmes, ténesmes, crampes, etc. On y a obvié :

— Par des lavages de 1 à 2 minutes avec de l'eau à 20, 19, 18 et même 17 degrés Réaumur faits depuis le haut de la tête en descendant; après ces lavages, on s'habille et on va se promener au dehors.

— Par les affusions tempérées de 3 ou 4 minutes.

— Par la température froide des alimens et des boissons.

— Par la nature des alimens qu'il faut étudier pour se conformer aux convenances du malade.

— Par la racine de *calamus aromaticus* de la Jamaïque en poudre à 2 ou 3 grammes avant les repas.

— Par la racine de valériane, à 2 ou 3 grammes avant les repas.

— Par la racine de pivoine, etc.

CHAPITRE VII.

RÉMITTENCE, INTERMITTENCE; OBSERVATIONS.

§ XXXI.

J'ai parlé de la rémittence et de l'intermittence du choléra algide. Rien n'est plus simple ni plus facile à apprécier.

En effet, la rémittence ou l'intermittence a lieu lorsque les phénomènes algides sont remplacés par l'*état normal*, c'est-à-dire lorsque la réfrigération, l'extinction de la grande circulation, la menace d'asphyxie cyanosique, les vomissemens, les selles et les crampes de l'algide font place à une chaleur et à un pouls naturels avec cessation des phénomènes asphyxiques et des autres phénomènes cholériques.

Mais lorsqu'au lieu d'alterner avec les phénomènes de l'état normal de la santé, les symptômes cholériques font place à une réaction fébrile plus ou moins complète, caractérisée par une chaleur sèche ou humide plus ou moins générale ou locale, avec un pouls plus ou moins développé ou restant plus ou moins déprimé, avec persistance de malaise à l'estomac, de gêne de la respiration, alors la question n'est pas tout-à-fait aussi facile à résoudre. Pour arriver à une solution claire qui doit régler la conduite thérapeutique, je dois faire quelque remarques :

1º Dans toute affection intermittente ou rémittente à longues ou à courtes périodes, pour me servir de

l'expression du docteur Meslier, lorsque les phénomènes de la santé remplacent ceux des paroxysmes
de la maladie, le temps de la rémission ou de l'intermission est évident, pour tout le monde, comme le
moment de placer l'anti - périodique ou le quinquina.

2° Dans toute affection rémittente ou intermittente
grave, lorsque des phénomènes morbides d'une nature
moins fâcheuse que ceux qui les ont précédés viennent
à surgir, l'homme de l'art est obligé de considérer
ces phénomènes moins fâcheux comme le temps de
rémission, et par conséquent comme l'époque convenable pour administrer les préparations de quinquina.

Des accidens cholériques algides sont, par suite
des moyens employés, remplacés par la chaleur, la
fréquence du pouls, la sueur, etc. Cet accès fébrile, évidemment avantageux s'il est franc, est manifestement
un état moins grave que l'état algide avec son cortège
de dépression du pouls et des forces, et quoique *accès
fébrile*, constitue la rémission des phénomènes cholériques pendant laquelle on doit placer le sulfate de
quinine afin d'empêcher le retour des phénomènes
algides dont les malades en ce cas se relèvent de
plus en plus difficilement malgré tous les secours
de l'art.

3° La *rémission fébrile* plus ou moins régulière et
complète, ou plus ou moins incohérente et incomplète, est le temps fugace pendant lequel on doit placer
le sulfate de quinine, à deux ou trois doses au plus
de 20 centigrammes mêlés avec le double d'amidon,
comme je l'ai dit au § xxx. Il faut, en donnant le sul-

fate de quinine, se souvenir que s'il ne relève pas la grande circulation, il n'augmente pas non plus les douleurs et les malaises cholériques ou algides qui subsistent pendant la réaction fébrile qui constitue, je le répète, la rémission des accidens cholériques, il n'augmente pas même les douleurs abdominales, qui, au contraire, diminuent sous son influence, car elles ne dépendent pas d'une inflammation franche.

4° L'époque où les accidens cholériques sont à leur plus haut degré est précisément celle qu'il faut choisir pour relever les forces circulatoires par les moyens indiqués, et pour défendre la vie par les toniques fixes et diffusibles et par les analeptiques dont j'ai parlé dans le cours de ce travail. Alors le sulfate de quinine, si utile dans la rémission, déprimerait la grande circulation et hâterait la terminaison fatale de la maladie.

5° Lorsque les stimulans extérieurs fixes et diffusibles, les boissons chaudes et alcooliques, l'éther et le café, les corps chauds autour du malade, la laine sèche ou humide et chaude, n'arrètent pas la marche des accidens cholériques, et surtout si le malade est fatigué par un sentiment de chaleur intérieure et de sécheresse de la bouche avec soif plus ou moins ardente, alors, dis-je, il faut sortir de cette voie au moins pour l'intérieur, et c'est alors que l'eau fraîche ou rafraîchie et même la glace ont rendu de grands services pour favoriser la réaction. C'est dans des cas analogues que j'ai appliqué au traitement du choléra, pour échapper à l'asphyxie, une boisson acidule agréable, préparée avec l'acide nitrique dulcifié (alcool nitrique). Cette boisson m'avait réussi

5.

dans des fièvres graves dans lesquelles les toniques ordinaires échouaient.

Je crois devoir éclaircir ces points de doctrine par quelques exemples brièvement racontés et propres à faire sentir l'importance des remarques qui précèdent, car les faits parlent plus haut que les paroles.

En effet, il est nécessaire de voir comment se comporte l'algide cholérique ou non cholérique dans ses anomalies et sous l'influence de diverses méthodes de traitement, si on veut bien juger l'effet des moyens employés.

PREMIÈRE OBSERVATION.

Choléra algide chez un jeune homme sanguin.

Un jeune homme de 21 ans, jardinier, habituellement épistaxique ou sujet à saigner du nez, du reste bien portant sauf une douleur à un genou et à une cuisse, le 8 juin, à 7 heures du soir, sans cause connue, est pris d'un dévoiement si violent que sept selles liquides se succèdent coup sur coup.

A 11 heures du soir, crampes de la poitrine avec sentiment de suffocation, douleurs d'estomac avec efforts pour vomir et refroidissement. Il éprouve du soulagement par de l'éther, d'abord sur du sucre, ensuite dans du café, et enfin dans l'infusion de menthe poivrée. On a appliqué des synapismes aux membres et un cataplasme chaud sur le ventre.

A 2 heures du matin, réaction fébrile, chaleur, développement et fréquence du pouls avec sueur et soulagement des douleurs d'estomac et de poitrine et des suffocations.

Le 9 juin, deuxième jour, vers 6 heures du matin, la réaction continuait ; mais, malgré la sueur et la chaleur, les douleurs et la suffocation ont recommencé. On a continué les boissons chaudes, des gouttes d'éther et de laudanum, et vers 9 heures, les douleurs et la suffocation avaient cessé, et la réaction avec cha-leur, développement du pouls et sueur, mais aussi avec douleur (barre) à l'estomac, a continué jusqu'à 2 heures et demie de l'après-midi. Alors les crampes de poitrine et les suffocations ont recommencé avec lividité, altération du visage et augmentation de la fièvre. Deux fois il a été soulagé, par 4 gouttes de lau-danum et 8 gouttes d'éther sulfurique dans une cuille-rée à soupe d'eau sucrée, mais sans cessation de la di-vagation. A 4 heures du soir, il a été saigné par M. le docteur Maisonneuve au moment d'une grande surex-citation avec congestion vers la tête et divagations sans cessation de la sueur. La saignée a été de 300 grammes (environ 12 onces). Le sang a rougi assez promptement à l'air. La divagation délirante n'a cessé qu'après la saignée, mais la gène douloureuse de l'es-tomac (la barre) et le sentiment de suffocation avec tumulte dans la région précordiale ont continué et même avec disposition à des nausées. Le malade est dans une couverture de laine et sent toujours des mouvemens douloureux dans les entrailles. Les urines sont rares et foncées.

On donnait à boire de l'infusion de menthe ou de feuille d'oranger et même du thé vert. Tel était l'état des choses à 5 heures et quart de l'après-midi. Alors on a donné dans de l'amidon délayé 20 centigram. de sulfate de quinine, et il a avalé 1 ou 2 cuillerées d'eau par dessus. A compter de ce moment, le soulagement a été en croissant, la barre de l'estomac a diminué et la respiration est devenue plus libre ainsi que la tête. Les battemens du cœur sont encore forts et il sent encore des mouvemens dans les entrailles. La sueur continue, le visage est devenu naturel mais un peu plus coloré que de coutume.

Il éprouve encore un retour de douleur à l'estomac et de suffocation. On donne quelques gouttes d'éther et 3 gouttes de laudanum dans une cuillerée à soupe d'eau sucrée. A 7 heures le pouls est tombé de 110 pulsations à 76 par minute. On donne une seconde dose de sulfate de quinine. A 7 heures et demie du soir, le pouls est à 68 pulsations, excellent pour la force; reste de gêne dans l'estomac.

Tentatives de paroxysme dans la nuit, quelques gouttes d'éther suffisent pour les faire cesser.

Le 10 juin, troisième jour de l'invasion, le matin, le pouls est à 64 pulsations avec sueurs et reste d'embarras à l'estomac, température douce et bon visage. On donne des cuillerées de bouillon de bœuf.

A 9 heures du soir, apyrexie, mais sueur abondante, énervante; difficulté de l'estomac à digérer le bouillon ; je fais aussitôt changer de lit le malade qui était resté dans une couverture de laine, il est remis dans des draps, et on continue le bouillon par cuillerée en donnant de 2 en 2 heures avant les bouillons une cuillerée à soupe de la mixture suivante :

Eau de menthe,	100 grammes.
Sirop d'éther,	30 grammes.
Extrait mou de quinquina,	6 —
Mêlez.	

Les urines deviennent plus abondantes et moins foncées.

Le 11 juin au matin, quatrième jour, état parfait, apyrexie, force, bonne digestion; augmentation du bouillon avec pain grillé. On continue encore la mixture le 11 et un peu le 12.

Convalescence confirmée; les urines sont naturelles.

Dès le 13, il suce de la côtelette; les forces se rétablissent facilement.

Le 15, état de santé.

REMARQUES. — 1° L'invasion brusque chez un sujet pléthorique par un dévoiement violent le soir, après les fatigues de la journée, bientôt avec crampes, suffocation, réfrigération, efforts de vomissemens.

Que serait-il arrivé si, au moment de l'explosion du dévoiement, on eût donné 5 centigrammes d'extrait aqueux thébaïque?

2° La facilité d'une réaction incomplète.

3° Les bons effets mais incomplets de l'éther, du laudanum à petite dose et des infusions aromatiques chaudes, mais avec tendance au retour des accidens.

4° La menace d'une congestion céphalique dès le deuxième jour, moins de 24 heures après l'invasion.

5° Les bienfaits, mais incomplets, de la saignée.

6° La continuation des bons effets de l'éther avec peu de laudanum.

7° Le succès péremptoire du sulfate de quinine dans le paroxysme fébrile représentant la rémission des accidens cholériques sans qu'il y ait eu indication de renouveler la saignée.

8° Les bons et permanens effets de la mixture avec l'extrait mou de quinquina qui relève les forces digestives de l'estomac et par suite celles de l'organisme. Le quinquina en extrait a manifestement favorisé la convalescence et contribué à prévenir le retour des anomalies nerveuses.

9° Le sulfate de quinine donné dans la dépression du pouls d'un autre sujet n'a rien fait pour la réaction, malgré les autres toniques diffusibles dont on l'a accompagné.

DEUXIÈME OBSERVATION.

Choléra algide avec diverses anomalies nerveuses.

M. ***, âgé de 56 ans, d'une constitution forte, replet, éprouve dans la nuit du jeudi au vendredi 8 juin des malaises et des mouvemens insolites dans les entrailles.

Invasion. Premier jour. — Le vendredi 8 juin, après son déjeûner ordinaire, il a deux garderobes noires et abondantes dans le jour ; il se borne à prendre de l'eau sucrée.

Deuxième jour. — Le samedi, 9 juin, il garde le lit sans se sentir très affaibli ; les garderobes noires se multiplient. M. le docteur Charpentier ordonne dès le matin un demi-lavement préparé avec la décoction de pavots, l'amidon et 5 gouttes de laudanum ; puis le malade prend dans une cuillerée à soupe de café 20 gouttes de la mixture du docteur Franceschi de Saint-Pétersbourg. (Cette mixture est composée de 12 parties de teinture d'aconit, de 10 parties de teinture simple d'opium et de 4 parties d'extrait d'aloës).

Il prit une cuillerée à café de rhum dans chaque tasse de thé.

A 4 heures, le malade prend un grand bain tiède de trois quarts d'heure, à 27 degrés, sans soulagement. Les garderobes deviennent plus fréquentes et grises pendant la nuit suivante. Les urines coulaient encore comme de coutume; il ne boit que de l'eau sucrée.

Troisième jour. — Le dimanche, 10 juin, le ventre douloureux se balonne de plus en plus avec des borborygmes continuels, des garderobes grises de plus en plus fréquentes et une grande diminution dans la quantité des urines.

Le matin, il prend un bain de pied synapisé, 3 ou 4 lavemens d'amidon et de laudanum, l'infusion des quatre fleurs pectorales pour boisson avec sirop de capillaire.

Les selles deviennent involontaires. On applique 8 sangsues à l'anus et on prend ensuite un bain de siége dans lequel on urine pour la dernière fois. Les forces étaient encore en bon état; il sortait de son lit et y remontait facilement pour aller à la garderobe sur une chaise percée.

Quatrième jour. — Le lundi, 11 juin, l'état du malade empire; les garderobes, couleur de café au lait, deviennent de plus en plus liquides et fréquentes.

Le soir, on reprend 20 gouttes de la mixture Franceschi. La faiblesse avait fait de tels progrès que le malade ne pouvait plus descendre de son lit pour aller à la garderobe, la voix s'était éteinte, les borborygmes augmentaient au lieu de diminuer, une douleur rhumatoïde permanente s'était établie au-dessous de la région précordiale à gauche, les membres se refroidissaient, la dyspnée (l'oppression) augmentait et le pouls s'était considérablement déprimé. Lorsqu'on l'approchait, il lui semblait qu'on lui ôtait de l'air, qu'on l'étouffait, et il lui était pénible qu'on le touchât, enfin, il y avait des crampes dans les orteils du pied gauche.

Le mardi 12, *cinquième jour* de l'invasion, tous les accidens, oppressions, faiblesse, borborygmes, refroidissement, dépression du pouls, vomissemens et selles, etc., augmentent au lieu de diminuer. Je suis demandé en consultation et je le vois dans l'après-midi. Je conseille :

1° De l'envelopper dans une couverture de laine jusqu'à l'établissement de la sueur et au développement du pouls.

2ᵈ Un grand cataplasme très chaud sur le ventre et des boules d'eau chaude autour de lui.

3° De demi en demi-heure, une tasse d'infusion de fleur de camomille avec une cuillerée à café de rhum et du sucre.

4° De donner de temps en temps 3 gouttes de laudanum de Sydenham sur du sucre dans une cuillerée d'eau froide avec 6 ou 7 gouttes d'éther sulfurique, afin d'activer la réaction.

Le soir, on donne une cuillerée à soupe de bouillon; de temps en temps on continue l'infusion de fleurs de camomille, enfin on continue pour la nuit le régime du matin ; la sueur s'établit mal ; il y a une espèce de paroxysme, de redoublement des accidens.

Le 13 juin, *sixième jour*, même régime pour la matinée. Vers cinq heures, extrême faiblesse, refroidissement, extinction du pouls, douleur du ventre, borborygmes, selles, nausées. On réchauffe avec des synapismes, de l'eau de menthe, de l'éther et 3 gouttes de laudanum, et des cuillerées d'une mixture contenant de la teinture de musc.

A sept heures du soir, réaction, le pouls s'est relevé, la chaleur est rétablie, les borborygmes continuent, etc. On applique un large vésicatoire sur la région précordiale, après avoir donné 20 centigrammes de sulfate de quinine enveloppé dans de l'amidon délayé à froid en pâte molle presque liquide. On réitère une seconde dose à dix heures du soir. Dans la nuit, le sentiment de mieux devient sensible de toute manière; il reparaît des urines (le bouillon passe), la douleur du ventre, sa tension et le nombre des selles diminuent, avant que le vésicatoire eût eu le temps de prendre.

Le 14 juin, *septième jour*, mieux sensible, point de garderobes, la voix est encore voilée, la quantité des urines augmente.

Le soir, on prend encore deux doses de sulfate de quinine de 20 centigrammes chaque à trois heures d'intervalle.

Le bouillon et la décoction blanche passent bien; le ventre se dégage de plus en plus.

Le vendredi 15 juin, *huitième jour* de la maladie, continuation du mieux. Un sentiment de cuisson à l'anus fait prendre un lavement qui ramène des *matières stercorales*.

Le soir, on donne encore une dose de sulfate de quinine. Dans la journée on avait pris du bouillon et sucé de la côtelette avec succès.

Le samedi 16, le mieux est complet, la voix a repris sa fermeté ; les forces, les selles, les urines et le pouls, tout est au mieux ; on prend des alimens avec prudence, et la convalescence se confirme. On a pris avant les repas une cuillerée de mixture avec sirop d'éther, eau de menthe et extrait mou de quinquina. Cette mixture, plus tard, a été remplacée par l'infusion à froid de 16 grammes de quinquina en poudre dans un demi-litre d'eau.

REMARQUES.— 1° La marche anormale de la maladie est évidente ; que serait-il arrivé si, au moment de l'explosion du dévoiement on eût donné une dose suffisante d'extrait aqueux thébaïque?

2° Les accidens ont été en progrès jusqu'au moment où le sulfate de quinine a été donné le soir du sixième jour à sept heures et à dix heures du soir. Le mieux de l'estomac et des entrailles s'est prononcé moins d'une demi-heure après la première dose, c'est-à-dire bien avant que le vésicatoire appliqué en même temps ait pu faire sentir son influence ; influence qui, plus tard, n'a pas empêché le retour des urines.

3° Le bouillon comme analeptique, ainsi que la décoction blanche, ont parfaitement secondé le retour des forces, et les alimens ont été acceptés avec facilité à compter de l'usage de la quinine.

4° On a vu que c'est dans la réaction fébrile du sixième jour, le soir, que le sulfate de quinine a été donné et non pas pendant la dépression du pouls, le refroidissement, etc., qui constituaient le paroxysme de l'algide, car alors, je le répète, le sulfate de quinine ne réussit pas, il déprime,

5° Le paroxysme algide du septième jour a manqué comme le paroxysme fébrile du soir ; cependant on a donné encore deux doses de sulfate de quinine ce jour-là, et une seule le lendemain soir à l'heure du paroxysme fébrile.

6° L'estomac a demandé une petite dose de vin de quinquina après les repas. Mais on a dû remplacer le vin par l'infusion à froid de quinquina et même donner du lait, le malade ne buvant pas ordinairement de vin.

TROISIÈME OBSERVATION.

Anomalies cholériques.

M. N...., âgé de 55 ans environ, très fort, se fatigue en discours, etc., le jeudi 31 mai et boit de l'eau sucrée avec un peu d'eau-de-vie. Plus tard, malaises, borborygmes, bain de pied chaud le soir.

Le 1er juin, bons effets d'un bain de pied chaud.

Le 2 juin, bain entier trop chaud, mauvais effet, étourdissemens, 20 sangsues aux pieds, lesquelles produisent un bon effet, mais passager.

Le 3 juin, malaise après un potage, redoublement des borborygmes, embarras de la tête.

Le 4 juin, on se rend à Issy et on va à la selle en dévoiement. On éprouve de mauvais effets d'un potage et d'un œuf le matin ; du poulet ne réussit pas mieux le soir. On boit de l'eau de riz.

Le 5 juin, continuation de la faiblesse, des malaises et de la gêne du ventre, sans diarrhée, mais avec plénitude du pouls.

C'est alors que je vois le malade.

Prescriptions. 1° Un bain de pied, chaud ;

2° Le coucher et le séjour au lit;

3° Une saignée de bras ;

4° Une boisson avec infusion de fleurs de camomille romaine ou au choix, d'une infusion de
fleurs de tilleul et de coquelicot ;

5° Un cataplasme très chaud sur le ventre ;

6° Du bouillon de bœuf d'abord à deux cuillerées
à soupe, puis en augmeutant.

Le sang de la saignée a été riche, il a rougi lentement à l'air, le soulagement a été très marqué, le
pouls a fléchi, et cependant en se tenant sur son
séant la tête est étonnée, étourdie, on ne peut lire et
écrire sans une fatigue extrême.

Le 7 juin, la bouche restant amère et la langue
recouverte d'un enduit, on donne quatre verres d'eau
minérale contenant 40 grammes de sulfate de soude.
Cette purgation dégage le ventre et il en résulte un
mieux sensible. Le 8, le 9, le 10 et le 11 juin, on es-
saie de se nourrir; mais au lieu de gagner, on perd
dès le 10 juin, et le 11 je suis redemandé. Les urines
très abondantes étaient tout-à-fait semblables à de
l'eau distillée. Le 12, au matin, la faiblesse était grande
avec nausées, dépression du pouls, selles liquides et
étourdissemens dès qu'on voulait se mettre sur son
séant.

1° On revient au cataplasme sur le ventre.

2° On donne quelques gouttes d'éther et 3 gouttes
de laudanum dans une cuillerée d'eau sucrée.

3° On boit de l'infusion de fleurs de camomille.

4° On donne du bouillon après l'éther et le laudanum.

On a mouillé une chemise et on a dormi pendant la nuit.

Le 13 juin, au matin, mieux sensible pourvu qu'on ne se mette pas sur son séant, car alors les étourdis-semens recommencent. Le pouls est toujours faible.

1° On donne de deux en deux heures une cuillerée de la mixture avec 30 grammes de sirop d'éther, 100 grammes d'eau de menthe, et 8 grammes d'extrait mou de quinquina.

2° Un quart d'heure après chaque cuillerée de la mixture, on donne du bouillon à la température vou-lue par le malade. Les bouillons augmentent de quan-tité et deviennent des potages qui passent bien à l'aide de la mixture.

3° On continue les cataplasmes sur le ventre.

4° On continue l'infusion des fleurs de camomille.

Excellente nuit, retour des urines à l'état normal; elles ne sont plus aqueuses.

Le 14 et le 15, on augmente l'alimentation en con-tinuant la mixture. Le 16, on commence à se lever; cependant l'estomac digère encore avec fatigue et on est encore faible. Je conseille au lieu de la mixture le vin de quinquina préparé au vin de Madère, à une ou deux cuillerées à soupe avant ou après les repas et avec liberté de l'édulcorer avec le sirop d'écorces d'orange.

Le 18 juin, le vin de quinquina rétablit les diges-tions, relève les forces, et toutes les fonctions s'affer-missent.

REMARQUES. — 1° Voici un exemple d'un sujet très fort jeté rapidement dans une grande faiblesse ner-

veuse surtout avec les anomalies des préludes du choléra algide.

2° Les bons effets, fugaces il est vrai, des bains de pied
chauds agissant comme synapismes sont évidens.

3° Les mauvais effets du bain en général très
chaud sont frappans.

4° Les avantages incomplets obtenus par les sangsues au siège sont certains comme ceux de la saignée.

5° L'évacuant n'a pas déterminé une convalescence
franche.

6° Trop de précipitation dans le lever et le manger
pouvait amener une rechute.

7° La mixture avec le sirop d'éther, l'eau de menthe et l'extrait mou de quinquina a bien fait; le vin
de quinquina a les honneurs de la conclusion du traitement.

8° Que serait-il arrivé si, au moment de l'explosion du dévoiement, à Issy, on eût pris à l'instant
une dose suffisante d'opium? 5 centigrammes par
exemple.

QUATRIÈME OBSERVATION.

Choléra algide asphyxique.

Mme D***, âgée de 42 ans, petite et svelte, éprouve
un dévoiement avec force borborygmes pendant plusieurs jours dans le commencement de juin courant.

Le 13 juin seulement, elle garde le lit avec un cataplasme chaud sur le ventre. On prend de l'infusion
de camomille pour boisson; prenant peu d'alimens
et des quarts de lavemens avec de l'amidon et 5 ou
6 gouttes de laudanum de Sydenham.

Elle suit le même régime le 14. Le vendredi 15, quoique gardant le lit, elle éprouve de la fatigue, la chaleur étant lourde, et le dévoiement fournit un liquide blanchâtre.

Le 16, au moment de l'orage et de la pluie de ce jour, elle est prise tout-à-coup de vomissemens blancs comme les produits du dévoiement, avec altération des traits du visage, cercle noir autour des yeux, refroidissement, dépression de la grande circulation, etc. ; aussitôt synapismes aux quatre membres et sur l'estomac.

Cataplasme chaud sur le ventre, café noir avec une cuillerée à café de rhum, 3 gouttes d'essence de menthe et du sucre.

Puis on donne du thé avec un peu de rhum et parfois 6 ou 7 gouttes d'éther sulfurique sur du sucre dans une cuillerée à soupe d'eau avec 2 ou 3 gouttes de laudanum.

On la place dans une couverture de laine, et sur le ventre on place de la laine trempée dans l'eau chaude et tordue, on dispose autour d'elle des boules d'eau chaude; on calme les vomissemens avec une cuillerée à café de purée épaisse d'amidon délayé dans de l'eau froide.

Dans la nuit du 16 au 17, la réaction s'établit avec chaleur et sueur générale chaude.

Dans ce moment, à cause du dévoiement, la personne de garde imagine devoir donner un lavement d'amidon avec quelques gouttes de laudanum de Sydenham. A compter de ce moment la réaction s'arrête et diminue.

A 6 heures du matin, le pouls très faible était à

6

120, la chaleur se soutenait encore avec de la sueur ;
mais le visage annonçait l'approche de l'asphyxie ;
gagné de vitesse, on fait prendre 20 centigrammes de
sulfate de quinine dans de l'amidon délayé. A 9 heures,
on donne une seconde dose de sulfate de quinine. La
vie cessait par l'asphyxie à midi.

Remarques. — 1° Ce fait prouve que le sulfate de
quinine ne peut pas être donné utilement lorsqu'il y
a une grande dépression du pouls, il faut dans ce cas
employer tous les moyens d'obtenir une réaction
convenable et suffisamment fébrile pour pouvoir
placer le sulfate de quinine avec avantage.

2° Que serait-il arrivé si on n'eût pas interrompu
la réaction par le lavement de la nuit et que j'eusse
trouvé le matin un état fébrile qui m'eût permis de
donner avec avantage le sulfate de quinine auquel
j'avais cependant joint 2 gouttes de laudanum et de
l'essence de menthe.

3° Ce fait et bien d'autres prouve à satiété que lorsqu'on s'occupe d'obtenir la réaction il ne faut pas
s'occuper d'arrêter le dévoiement par des moyens
particuliers.

4° L'influence de la chaleur lourde du 15 et de
l'orage du 16, moment de l'explosion des grands
accidens du choléra, est frappante.

5° Que serait-il arrivé si on eût donné la limonade
nitrique dès le 17, tout en sollicitant la réaction par
tous les moyens extérieurs ? Dieu seul le sait.

CINQUIÈME OBSERVATION.

Choléra algide asphyxique.

M. D***, âgé de 42 ans, formes athlétiques, bonne santé habituelle. Depuis quelques jours, il a le long de la partie interne du bras gauche un cordon comme de phlébite ou d'angéiolucite.

Le 13 juin courant, borborygmes, mouvemens d'entrailles, dévoiement.

On garde le lit.

On boit de l'infusion de camomille.

On couvre le ventre d'un cataplasme.

On prend des lavemens calmans avec amidon.

On se borne à des potages légers; la sueur s'établit mal, quoiqu'il sue facilement ordinairement.

Le 14, même état, même régime.

Pouls peu développé surtout à gauche.

Le 15, il éprouve un surcroît de malaise, d'oppression dyspnéique, de nausées, de borborygmes, de selles blanchâtres, de cuisson au siège.

Le 16, jour d'un orage, redoublement de tous les accidens avec dépression du pouls et refroidissement; son teint n'est plus rosé, il brunit.

Le soir, divers stimulans.

Le 17, je donne 2 doses de sulfate de quinine; aucun bon effet; progrès de l'asphyxie; cependant le pouls est très distinct; une saignée de 12 onces (300 grammes), suivie de menaces de syncopes.

Le sang reste noir sans rougir, le pouls est faible et donne plus de 135 pulsations.

Les boissons chaudes pour rappeler la sueur étant vomies, on revient aux boissons froides.

6.

La peau conserve sa chaleur, mais elle est sèche, la soif est vive, ardente, la couleur du visage asphyxique avec dyspnée (oppression); la connaissance est parfaite; on vomit le sureau et le mindererus; les vomissemens et les selles sont blancs, purée de riz, moitié liquide, moitié caillebotté.

Le soir, on l'enveloppe d'une couverture de laine, on place sur le torse un morceau de couverture trempé dans l'eau bouillante et tordue.

On a flanqué le corps de bouteilles de grès remplies d'eau chaude.

Le malade boit avec avidité la limonade nitrique préparée avec l'acide nitrique et de la glace.

Il a vomi après avoir pris, à 2 heures d'intervalle, deux pilules camphrées, mais sans se refroidir. On a renoncé à ces pilules.

Les borborygmes continuent, et il y a eu cependant moins de selles blanches.

Le 18 au matin, la chaleur est bonne, la peau est en moiteur.

L'aspect est moins asphyxique, moins sombre; le pouls moins fréquent.

On continue les fomentations chaudes, la limonade nitrique froide, la glace.

On ajoute de petites cuillerées de bouillon de bœuf, et on prépare du gaz oxygène pour le cas de menace d'asphyxie.

Le 18, à 11 heures, la chaleur est générale et égale, le pouls est relevé, souple, et donne seulement 92 et varie entre 96 et 92. Les selles continuent à être fréquentes et blanches.

Vers 10 heures, vomissemens verts, bleuâtres, et

une seule selle jaunâtre, brunâtre, stercorale et avec odeur stercorale, sans refroidissement ; mais il reste de la gêne dans la respiration quoiqu'elle soit profonde ; le teint est moins asphyxique.

On alterne l'eau de groseille avec la limonade nitrique et de la glace.

On applique des ventouses mouchetées sur les côtés du thorax, et un vésicatoire large et camphré sur l'épigastre.

On tient autour de lui des boules d'eau chaude.

On continue du bouillon avant l'eau de groseille ou la limonade nitrique et de la glace qu'on demande.

4 heures. L'eau de groseille ne passe pas ; c'est la limonade nitrique préparée avec l'alcool nitrique que l'estomac accepte. Le bouillon passe. Une selle encore liquide et stercorale avec odeur stercorale. Tous les accidens s'évanouissent, le pouls souple et bien développé est encore le soir vers 96 pulsations. Il y a du vrai sommeil. On continue à donner des cuillerées de bouillon, à tenir dans la laine des fomentations chaudes, des bouteilles d'eau chaude à côté de lui ; mais la figure, la chaleur et l'aspect sont bons ; tout annonce une solution favorable.

Le 18, vers 8 heures et demie, il a rendu un quart de vase de nuit d'urine brune comme ictérique, plus de selles ni de vomissemens, mais toujours des vents par haut et par bas.

La nuit du 18 au 19 a été calme ; il y a eu du sommeil et de nouvelles urines citrines.

Le 19, au matin, mieux général ; le pouls est à 76 pulsations par minute, bien développé ; le teint revient

à son ton naturel, il n'a plus l'aspect asphyxique;
toujours des gaz par haut et par bas; plus de vomissemens ni de selles; le bouillon passe; les urines sont
naturelles.

On change de lit.

On continue la limonade nitrique pour boisson.

On donne du bouillon et, après, une cuillerée de
vin de quinquina au vin de Madère. Du reste, on
prépare la macération de 16 grammes de quinquina
dans un demi-litre d'eau pour le cas où le vin de quinquina ne serait pas accepté par l'estomac. La tête restant lourde, on donne un bain de 15 minutes à 28 degrés Réaumur, et pendant sa durée, on lave la tête
et le visage avec de l'eau tempérée. L'effet de ce bain
est parfait et le sentiment de mieux-être est complet.

Le 20, on se lève, on reçoit.

Le 21, une selle moulée naturelle; on reste trop
levé; on modère les alimens; on donne l'infusion de
quinquina à froid (2 cuillerées à soupe).

Le 22, un bain comme le premier; selles naturelles; on règle le régime; convalescence.

REMARQUES. — 1° L'influence de la chaleur lourde
du 15 juin et de l'orage du 16, moment de l'explosion
des derniers accidens du choléra, est frappante comme
dans le quatrième fait.

2° L'échec du sulfate de quinine dans une mauvaise réaction ou plutôt dans une menace asphyxique
imminente est évident.

3° L'insuffisance de la saignée ayant donné un sang
qui n'a pas rougi à l'air est constatée dans ce cas
comme dans d'autres.

4° La satisfaction du malade par le remplacement des boissons chaudes et stimulantes par l'eau fraîche et même la glace, que la soif inextinguible appelait, n'est pas douteuse.

5° Les bienfaits et les changemens avantageux survenus pendant l'usage de la limonade préparée avec l'alcool nitrique sont frappans et réclament l'attention des observateurs, dans les momens d'asphyxie avec vomissemens et selles blanches. Pendant l'usage de cette limonade qui a une acidité agréable, les vomissemens et les selles se sont peu à peu éloignés et ont changé de nature en revenant vers l'état normal.

6° On a commencé le bouillon froid aussitôt que l'estomac l'a accepté.

7° Si la limonade nitrique froide n'eût pas été acceptée par l'estomac et l'organisme, j'aurais fait préparer cette limonade avec une infusion légère de fleurs de sureau ou de camomille romaine.

8° Nul effet appréciable des ventouses mouchetées sur le thorax.

9° La nécessité de ménager l'alimentation a été évidente.

10° La bouche restant mauvaise et les digestions difficiles malgré le quinquina, tout est rentré dans l'ordre par une purgation avec 45 grammes de sulfate de soude dans quatre verres d'eau qui ont produit un grand nombre de selles stercorales et bilieuses.

11° La phlébite du bras gauche qui avait disparu pendant le choléra, reparaît dans la convalescence.

SIXIÈME OBSERVATION.

Choléra algide avec pneumonie.

Un homme de 55 ans fut saisi le 9 avril passé (1849) d'un froid général de six heures, avec dépression du pouls, des crampes, avec 8 ou 9 vomissemens bilieux, avec peu de selles bilieuses, les urines étant normales. D'ailleurs dyspnée et toux douloureuse sans crachats caractéristiques, langue sablonneuse.

On conseille le tartre stibié, infusion chaude de fleurs pectorales, des synapismes aux membres.

La réaction fut incomplète. Deux saignées furent pratiquées, le 11 au soir et une le 12 au matin, sans rien changer aux accidens.

Le 12 avril, quatrième jour, je vois le malade avec M. le docteur Maisonneuve. Je trouve le visage altéré, cholérique; le pouls à 84, déprimé, avec une sueur froide et visqueuse, des crachats couleur sucre d'orge et un grand état de refroidissement et de prostration de forces, avec délire sourd et sécheresse de la langue.

On donne aussitôt une cuillerée à soupe de vin de Malaga et de l'eau vineuse pour boisson en même temps qu'on promène des synapismes. Il résulte de l'usage du vin un mieux immédiat : la langue s'humecte, le pouls et les forces se relèvent, la physionomie se ravive et l'expectoration pneumonique s'établit.

Le 13, cinquième jour, le pouls étant très relevé dans le paroxysme du soir, M. Maisonneuve pratique une troisième saignée et applique un large vésicatoire sur le côté gauche du thorax où dominait la crépitation humide.

On continue des boissons adoucissantes. La convalescence s'établit peu à peu et de la manière la plus franche.

Cet homme a repris ses occupations dès le commencement du mois de mai.

REMARQUE. — L'effet de l'eau vineuse contre le collapsus cholérique a été prodigieux. Tous les phénomènes qui appartenaient au choléra ont fait place à ceux de la pneumonie qui s'est ensuite résolue de la manière la plus simple.

SEPTIÈME OBSERVATION.

Choléra algide simple et terminé rapidement.

Un militaire âgé de 54 à 55 ans, habitant la rue du Cherche-Midi, après quelques malaises est saisi inopinément, le 15 juillet 1846, d'une réfrigération violente avec dépression considérable de la grande circulation; vomissemens et dévoiement blancs avec coliques, crampes, suppression des urines et cyanose très marquée, visage décomposé cercle bleuâtre autour des yeux.

Aussitôt :

— On donne de l'eau de menthe.

— On applique des synapismes aux quatre membres et un sur l'épigastre.

— On donne à boire de l'infusion de camomille.

— On lui permet de la glace qu'il desire.

— On donne des demi-lavemens avec purée d'a-

midon et laudanum de Sydenham, et on applique
un grand cataplasme chaud sur le ventre.

La réaction s'est immédiatement établie avec sueur
et la convalescence s'en est suivie sans autre incident
que la faiblesse ordinaire et prolongée après le choléra algide même de courte durée.

REMARQUE. — En 1849, le nombre des personnes
susceptibles de la maladie est moindre qu'en 1832 ;
mais chez un grand nombre, et surtout chez ceux qui
avaient commis des excès de boissons ou d'autres, ou
chez ceux qui diffèrent à réclamer les secours de l'art
dans les préludes, la réaction est plus difficile, et lors
même que la chaleur est rétablie, il arrive que la
grande circulation fait défaut.

HUITIÈME OBSERVATION.

Choléra algide avec diverses anomalies.

Mme L..., âgée de 67 ou 68 ans, éprouvait un
sentiment de malaise le 24 avril 1840. Le 25, elle eut
un peu de diarrhée, deux ou trois selles et une perturbation morale par une chute de son mari.

Le 26, au matin, le malaise augmenta, et en la
visitant vers une heure et demi, je la trouvai dans l'é-
tat suivant :

Le visage profondément altéré ; les yeux caves,
bleuâtres autour ; la peau fraîche et sans sueur ; le
pouls effacé, tout-à-fait insensible ; la respiration gênée ; les selles blanchâtres comme de la purée de riz ;
les urines supprimées ; la langue humide, sans chaleur ; les crampes tantôt dans un membre, tantôt dans

un autre, violentes et causant d'atroces douleurs; la connaissance conservée avec appétence du frais et efforts de vomissemens.

1.º Plusieurs cuillerées à soupe d'eau de menthe.

2.º Quatre larges synapismes, un à chaque membre.

3.º Boisson d'eau fraîche et même glacée.

4.º Lavement d'eau tempérée à 16 degrés.

5.º Ligatures des membres au moment des crampes avec des mouchoirs.

On a senti vivement les synapismes, et cependant ce n'est que le soir que le pouls a commencé à reparaître. Les crampes cédaient aux ligatures qu'on desserrait ensuite; mais les nausées augmentaient.

Le lundi 27, la réaction s'est confirmée. Le pouls s'est relevé et a pris de la fréquence, et la peau est devenue humide de transpiration, mais les vomissemens se sont établis malgré une potion d'eau de menthe laudanisée.

Même boisson fraîche par gorgées, lavemens frais.

Le 28, le pouls étant tout-à-fait relevé, les vomissemens et l'oppression continuent avec un souvenir des crampes.

On a pratiqué une saignée au bras de 8 onces.

Le sang s'est trouvé riche et la réaction a continué avec moiteur et cessation des crampes.

Boissons fraîches par gorgées répétées, lavemens frais.

Augmentation des vomissemens qui étaient jaunâtres-verdâtres.

On donne 12 grains de magistère de bismuth associés à 6 grains de charbon de bois léger parfaitement porphyrisé.

Les vomissemens continuent. On double la dose de la poudre et on en donne une dose simple de trois en trois heures et on applique un vésicatoire volant sur l'épigastre vis-à-vis le xyphoïde. Il reste appliqué cinq heures.

Le 29, au matin, les vomissemens ont cessé, la peau est moite, le pouls est développé et souple à 92, la respiration est plus libre, la langue est disposée à se sécher.

On continue les boissons froides; mais au lieu d'eau, on donne tantôt de la décoction de riz et tantôt de la décoction de pain refroidi.

On continue les lavemens frais à 16 degrés.

On sent sa faiblesse et on se plaint.

Le 30 avril, au matin, le visage est naturel.

La peau souple, moite, naturelle.

La langue est humectée.

Il y a eu des momens de sommeil.

Les urines commencent à reparaître.

Tout annonce une détente favorable.

2 mai. Depuis hier, il y a eu du délire dans la nuit et un demi-état typhoïde ce matin, avec sécheresse de la langue et nausées. On donne pour boisson de l'eau albumineuse ou de l'eau avec un jaune d'œuf délayé dans un demi-litre d'eau.

Le pouls et la peau sont bons. Il y a seulement un peu d'étonnement typhoïde.

Les accidens typhoïdes ont disparu par des bains de 15 minutes à 26 degrés Réaumur et en y lavant le visage de haut en bas avec de l'eau à 16 ou 17 degrés. Ces bains ont triomphé d'un reste d'irritabilité nerveuse qui gênait l'établissement de la convalescence pendant le mois de mai.

Il est resté une paresse d'estomac qui cède peu à peu à l'extrait de quinquina et au houblon en macération. Mais la santé ne s'est remise totalement qu'à la campagne pendant le mois de juin et de juillet.

Remarques. — 1° La dépression des forces et du pouls a résisté à l'eau de menthe et aux synapismes des quatre membres. On avait omis d'en mettre un sur l'épigastre; la dépression du pouls n'a commencé à céder que sous l'influence des lavemens frais.

2° Les nausées ont augmenté sous l'influence de la potion laudanisée et n'ont cédé qu'au magistère de bismuth associé au charbon porphyrisé et mis en électuaire au moyen d'un peu de sirop de pavots blancs. Je n'avais pas alors constaté le pouvoir de la bouillie d'amidon.

3° Les crampes ont résisté à la potion laudanisée, aux synapismes, aux boissons et lavemens frais, et n'ont cédé qu'aux ligatures des membres avec des mouchoirs pliés en cravates.

4° La saignée qui a décidé la réaction n'a point empêché les vomissemens.

5° Chaque symptôme cède aux moyens qui lui sont appropriés.

— Les crampes aux ligatures.

— La dépression des forces aux synapismes, aux lavemens tempérés et aux boissons froides.

— Les vomissemens au magistère de bismuth et au charbon.

— La paresse de l'estomac à l'extrait de quinquina.

— Le délire, l'état typhoïde et le surcroît d'irritabilité, cèdent aux bains courts et doux, avec lavage du visage au moyen d'eau tempérée, mais la campagne seule a pu remettre la santé.

— La malade ne supportait pas les boissons chaudes sous l'influence desquelles les accidens augmentaient.

NEUVIÈME OBSERVATION.

Anomalies cholériques dans une fièvre grave.

1re *période.* — Une jeune fille, âgée de 21 ans, domestique, fut saisie le lundi 13 juin 1831 (avant l'invasion du choléra algide en France), d'une fièvre vive avec chaleur, fréquence du pouls, état de stupeur et de collapsus général, pouls faible, mou, disparaissant facilement sous le doigt; le ventre est développé, météorisé, avec de la toux sèche.

Synapismes aux membres inférieurs, orangeade.

Cette période typhoïde se soutient le 14.

2e *période délirante.*—Le 15, troisième jour, effervescence délirante, céphalalgie lancinante, douleurs rhumatisantes, délire. Sangsues derrière les oreilles, même boisson, cataplasmes vinaigrés aux pieds. Cet état délirant se soutenant le 16 juin, quatrième jour de la maladie, on renouvelle l'application des sangsues derrière les oreilles, ou applications synapiques et les cataplasmes aux membres inférieurs, même boisson; diminution du météorisme.

3e *période cholérique.* — Dans le paroxysme de la nuit du 16 au 17 juin, cinquième jour, symptômes cholériques, déjections et vomissemens bilieux ré-

pétés avec réfrigération des extrémités, pouls fili-
forme, propension syncopale au moindre mouvement, douleurs abdominales sans crampes. Cette
période cholérique se soutient pendant le cinquième
jour, et diminue le sixième jour sous l'influence de
quelques doses d'une mixture laudanisée, de synapismes, d'une boisson gommeuse rafraîchie et de
ventouses à l'épigastre.

*4ᵉ période catarrhale et dyspnique, lypothimique
ou ataxique.* — Dans le paroxysme de la nuit du
sixième au septième jour, la toux sèche de la première période reparaît muqueuse, et plus humide,
la respiration est plus gênée, une douleur se prononce sur les fausses côtes et la malade rend des crachats rouillés pneumoniques avec propension syncopale à chaque effort d'expectoration.

On revient aux ventouses, et on applique un large
vésicatoire sur l'hypochondre droit. La percussion a
donné un son clair, la dyspnée a été celle qu'on observe dans les catarrhes bronchiques capillaires; ces
symptômes avec propension à la lypothimie et la cécité
ont continué avec douleurs de toutes les parties du
corps au toucher et avec gêne de la déglutition, jusqu'au 21 juin, neuvième jour de la maladie. Ce
jour-là le musc fut donné jusqu'à 20 centigrammes
de quatre en quatre heures. A compter de l'admi-
nistration du musc, la propension aux syncopes et à
la cécité, la dyspnée, la toux et la fréquence du
pouls, etc., ont diminué.

Le 22 juin, dixième jour, sommeil, mais encore
avec de la rêvasserie pendant la nuit, crachats encore rouillés; la malade s'asseoit sur son lit. Il sur-

vient des évacuations bilieuses, on donne des doses de charbon porphyrisé de 3o centigrammes, et dans le paroxysme de la nuit du 10 au 11, un bain de quinze minutes à 26 degrés Réaumur.

5e période critique. — Le onzième jour, les évacuations bilieuses diminuent. Du douzième au treizième jour compris, état de stupeur typhoïde.

Le 14, sueurs, évacuations bilieuses, urines sédimenteuses; boissons simples.

Le 15, appétence et convalescence immédiates.

Remarques. 1° J'ai cru utile de placer sous les yeux de ceux qui n'ont pas eu occasion de les observer, le tableau des anomalies qu'a présentées la marche de la maladie de cette jeune fille, terminée par une solution critique manifeste;

2° J'ai en portefeuille un mémoire commencé il y a plus de trente ans, à l'occasion de quelques choléras avec évacuations blanches; j'attendais encore de nouveaux faits, lorsqu'arriva le choléra algide de 1832. Je fais remarquer ceci pour faire voir qu'avant l'arrivée du choléra algide en Europe, nous avions déjà observé des choléras avec évacuations blanches; je dis nous, car Baylé l'oncle, à qui je parlai de ces choléras blancs, me dit en avoir vu deux ou trois cas; mais dans ces cas, les phénomènes algides et cyanosiques ou asphyxiques ne nous avaient frappé ni l'un ni l'autre comme dans le choléra asiatique.

DIXIÈME OBSERVATION.

Accidens de choléra algide par surplasticité du sang et oppression des forces.

Une dame, âgée de 43 ans, rue Neuve-Saint-Augustin, éprouva pendant quinze jours un sentiment de froid sans pouvoir se réchauffer, et une grande faiblesse insolite, malgré laquelle elle continua de sortir.

Ces symptômes ont augmenté du 10 au 13 août 1833, avec dyspnée, diminution de la sécrétion urinaire, et un redoublement très marqué le soir. Pendant ce temps, 1° on a fait prendre une potion contenant :

Eau de tilleul,	4 onces.
Laudanum de Sydenham,	20 gouttes.
Sirop de diacode,	1 once.

A mêler, pour en donner une cuillerée à soupe par heure.

2° On fait frictionner les membres douloureux avec un liniment volatil camphré contenant un gros de laudanum par once.

Consulté le 13 août, je trouve la malade dans l'état suivant :

— Froid et douleur d'arrachement dans les membres ;

— Dyspnée à longues expirations ;

— Pouls petit et accéléré, et cependant donnant le sentiment de la récurrence de l'arcade palmaire en explorant l'artère avec le doigt placé du côté du poignet, tandis qu'on la déprime avec celui qui se trouve du côté du coude.

7

Je conseille :

1° De faire garder le lit ;
2° De faire appliquer un synapisme sur l'épigastre ;
3° Au moment du redoublement, ou du moins
après l'effet du synapisme, de pratiquer une
saignée de bras ;
4° Si après la saignée le pouls ne se développe
pas, de promener des synapismes sur les membres inférieurs ;
5° De donner pour boisson soit de l'eau de chien-
dent, soit une infusion au goût de la malade

Le sang de la saignée fut riche et couenneux ; la
nuit fut moins fâcheuse.

Le 14 août, vers le soir, retour :
— D'une dyspnée plus forte ;
— De douleurs violentes dans les membres, sans
crampes ;
— De suppression des urines avec strangurie ;
— De la concentration avec extinction presque
totale du pouls, par resserrement de l'artère ;
— Vers onze heures du soir, réfrigération géné-
rale, toujours avec douleurs des membres, sans
crampes, sans vomissemens, et sans diarrhée.

On pratique au bras en ce moment une saignée
qui donne un sang riche et couenneux, et pendant
laquelle la dyspnée diminue. Après l'émission sanguine, le pouls s'est relevé, et deux heures après la
réaction et la sueur s'établissaient avec sommeil et
retour des urines.

Le 15 au matin, bon état.

On donne une potion éthérée et même laudanisée.

On fait boire de la limonade gazeuse.

On donne déjà du bouillon.

Le 16, convalescence qui se confirme avec un régime simple et léger.

REMARQUES. — 1° On voit dans ce cas, hors le temps d'une épidémie cholérique, un état surplastique du sang avec l'*oppressio virium* parfaitement connue des anciens coïncider avec des phénomènes algides ;

2° On voit commencer le traitement sans avantages par les opiatiques et même à haute dose avec les stimulans extérieurs, les accidens de l'oppression de forces ne font que s'accroître, tant qu'on reste dans cette voie ;

3° La résistance du pouls constatée par la récurrence de l'arcade palmaire conduit à la saignée ; la première soulage, et la seconde, dans le redoublement du lendemain, est suivie de la solution de la maladie par les sueurs ;

4° Le rétablissement de la malade fut assez rapide, plus rapide pour le retour des forces que dans le choléra algide.

ONZIÈME OBSERVATION.

Choléra algide terminé par asphyxie.

Une demoiselle âgée de 45 ans, rue de l'Arbalète, n° 25 *bis*, fut saisie le lundi 18 juin 1849, le matin, de nausées et de diarrhée blanche avec coliques et borborygmes. On agit dans la journée par des lave-

7.

mens laudanisés, par des boissons chaudes, par le séjour au lit et des applications chaudes sur le ventre.

Le mardi, deuxième jour, refroidissement, vomissemens et diarrhée blanche, dépression du pouls, douleur dans les membres. Les synapismes et différens diffusibles et opiatiques employés par MM. les docteurs Fernex et Vergne eurent des effets satisfaisans.

Le mercredi, troisième jour, l'aggravation des accidens et le redoublement de la diarrhée firent employer en lavement l'extrait de rathania associé à quelques gouttes de laudanum. Aussitôt la respiration s'embarrassa et les vomissemens de nature cholérique ont redoublé.

Le jeudi matin, quatrième jour, je vis la malade avec les deux confrères qui la soignaient. Elle était dans un état asphyxique, la peau livide, des cercles noirs autour des paupières, les membres froids, le pouls déprimé, effacé, et un état d'anxiété en vertu duquel elle aurait voulu changer de situation à chaque instant ; les vomissemens blancs continuaient ainsi que le dévoiement de même nature. Elle avait une soif vive et se plaignait d'une chaleur intérieure pénible.

Aussitôt mon examen terminé, je conseille de commencer la limonade nitrique dont j'ai parlé. Je mis dans un verre d'eau froide sept petites cuillerées à café de sirop de capillaire contenant sur 125 grammes 8 grammes d'alcool nitrique. Le premier verre fut avalé par gorgées avec plaisir en quelques instans ; puis on plaça la malade dans une couverture de laine. On mit sur le ventre de la laine trempée dans l'eau chaude et tordue et des boules d'eau chaude autour d'elle. Tous ces mouvemens l'avaient fatiguée, et la chaleur l'incommodait. Elle vomit deux gorgées seulement de sa limonade nitrique. En moins d'une demi-heure la lividité avait diminué et le pouls reparaissait avec de la chaleur. Un second verre fut bu avec avidité. Elle en revomit encore deux gorgées seulement et le mieux-être fut en augmentant, et avec lui ses plaintes contre la chaleur et l'agacement que lui causait la laine. Un troisième verre de limonade nitrique fut donné après une ou deux petites cuillerées à café de purée d'amidon délayé à froid. Le pouls s'était tellement relevé, ainsi que la chaleur, et le visage avait repris une couleur tellement rosée et un aspect de vie si marqué par la disparition du cercle noir des paupières et de la lividité de la peau du visage et du corps, que je crus pouvoir concevoir des espérances. Je me retirai pour revenir un peu plus tard.

Lorsque je revins dans l'après-midi, elle s'était agitée ; on l'avait changée et remise dans ses draps. Je trouvai les symptômes asphyxiques menaçant de nouveau. On donna alors une cuillerée de vin de Madère, du café et de l'éther sur du sucre avec deux gouttes de laudanum. Les selles continuèrent.

Le pouls se releva assez pour donner au médecin ordinaire et à moi la pensée de vérifier l'état du sang, tant les veines étaient développées sur les membres supérieurs. Cette saignée fournit en arcade, par une petite veine du bras droit, 5 onces environ d'un sang noir qui ne rougit pas à l'air. La malade a paru la bien supporter, mais sans bons effets péremptoires. Aussitôt, on recommence la limonade nitrique avec du bouillon par cuillerée. Je la laissai pour juger un peu plus tard des effets de la saignée, le lendemain matin.

Le vendredi matin, cinquième jour, je la trouvai comme en défaillance; des projections d'eau fraîche au visage la ravivèrent, diminuèrent la lividité, mais les symptômes de l'asphyxie reprirent bientôt le dessus, le pouls s'effaça, la peau redevint livide sans cercle noir aux paupières, le dévoiement continua. Parfois, on avait donné de l'eau vineuse, la limonade nitrique avait été affaiblie; aussitôt on redonna une cuillerée de vin de Madère coupé et sucré, on fit prendre 3 ou 4 cuillerées à soupe de café noir et tout cela sans avantages; alors je repris la limonade nitrique en la renforçant. On remit la malade dans de la laine sans lui causer de mouvemens, quoique pleine de connaissance; elle voulut encore se mettre sur son séant. On donne des cuillerées de bouillon. Plus tard, je lui faisais respirer du gaz oxygène. A midi, la nature et l'art étaient vaincus, et elle s'éteignait.

REMARQUES. — 1° Il y a eu quelque retard involontaire dans l'application des premiers secours; elle ne se croyait pas assez malade.

2° Le quatrième jour, malgré une combinaison rationnelle de stimulans externes et internes, je la trouvais touchant à l'asphyxie, sans pouls et sans chaleur, dans l'état décrit.

3° Dans ce moment, sous l'influence de la limonade nitrique, donnée probablement trop faible par moi qui fus trompé par la petitesse de la cuillerée à café qu'on me présenta, (et cependant elle se ranima immédiatement et pendant quelques heures d'une manière surprenante, elle se plaignit de la chaleur de la laine dont elle était très incommodée.

Que fallait-il faire pour solidifier ce mieux évident?

4° La saignée a été sans résultats avantageux ; je me serais reproché de ne l'avoir pas faite : je doute que je revienne à ce moyen en cas analogue.

5° Le vésicatoire de l'épigastre appliqué après la saignée n'a rien changé à la marche fâcheuse des accidens asphyxiques.

6° Le gaz oxygène a été employé tard.

7° Que serait-il arrivé si, sans la faire mettre dans la laine, je me fusse borné à étudier les effets de la limonade nitrique en la renforçant et l'aidant avec du bouillon.

8° La dernière garde-robe commençait à jaunir.

9° Les lavemens froids auraient-ils pu rendre des services dans ce cas comme cela est arrivé d'autres fois.

10° Sa santé était très épuisée, elle présentait des symptômes de phthysie pulmonaire depuis très long-temps; son père et quatre de ses sœurs sont morts phthysiques.

J'ai cru devoir proposer à la méditation des hommes compétens les questions que je pose à son sujet. Pourquoi ce premier succès de la limonade nitrique, et pourquoi cette impossibilité d'échapper à l'asphyxie après s'en être relevée? Je n'ai pas parlé des synapismes qui furent de nouveau appliqués.

CONCLUSION.

J'ai sérieusement médité les rapports des fièvres pernicieuses avec l'algide cholérique des Indes, parvenu jusqu'à nous en 1832 pour la première fois, ayant ensuite chaque année depuis affecté sporadiquement différentes personnes mal privilégiées, et ayant fait une nouvelle invasion générale au printemps de 1849.

1° Les formes des fièvres pernicieuses, quel que soit le type continu rémittent ou intermittent qu'elles affectent, sont très multipliées en raison de la variété des lésions fonctionnelles qui peuvent les caractériser. La forme algide et cholérique ne leur est nullement étrangère puisque nous l'avions nous-même observé bien avant qu'il fût question parmi nous du choléra algide asiatique. Torti en rapporte un exemple sur un domestique qui fut guéri par le quinquina.

2° Les fièvres pernicieuses, ainsi que l'algide cholérique asiatique, sont continues lorsqu'elles n'ont qu'un accès. Elles sont rémittentes lorsque les phénomènes graves se suspendent en partie, c'est-à-dire lorsque quelques-uns seulement des phénomènes graves comme les vomissemens, le dévoiement, le refroidissement, la dépression du pouls, les crampes, etc., cessent tandis que d'autres subsistent. Le retour de l'accès est annoncé par le retour des phénomènes qui avaient disparu, quels qu'ils soient. Enfin, ces affections prennent le nom d'intermittentes lorsque les phénomènes qui caractérisent les accès disparaissent tout-à-fait pendant un temps qui reçoit le nom d'intermission.

3° La cause si *active* des fièvres pernicieuses dont les effets sont si promptement funestes, est jusqu'à présent, restée complétement inconnue comme celle du choléra asiatique. Si l'on veut prendre connaissance de quelques vues préliminaires sur les causes des maladies épidémiques, on pourra jeter un coup d'œil sur l'appendice page 113.

4° Le choléra asiatique tue parfois l'homme le plus fort en quelques heures et même en quelques instans; les fièvres pernicieuses font-elles moins ? Un gouverneur du château de Compiègne, sous l'empire, ne fut-il pas emporté par un premier accès ?

5° Les fièvres intermittentes pernicieuses saisissent immédiatement et inévitablement les sujets les plus forts qui s'endorment dans une atmosphère marécageuse. Témoin ce qui arrive à ceux qui en visitant la villa Borghèse, ont le malheur de s'y endormir seulement une demi-heure.

Les accidens cholériques algides, diarrhées, vomissemens, réfrigérations, etc., commencent souvent, et peut-être le plus souvent, pendant le sommeil ou au réveil, ou après des fatigues ou des perturbations. Or, le corps résiste moins aux causes de maladies pendant le sommeil que pendant la veille, pendant la peur ou l'effroi que pendant le sang-froid et le courage ; pendant l'état de faiblesse qui suit une perturbation ou une fatigue qu'avant cette débilitation.

6º Chaque personne ressent l'impression des causes morbides quelconques, et en particulier, celle de la cause des fièvres pernicieuses et de l'algide cholérique en raison de ses dispositions personnelles, c'est-à-dire en raison de la prédominance de sa susceptibilité générale, ou de celle de tel ou tel appareil général ou de tel ou tel organe local.

7º Ainsi que la diversité des phénomènes des fièvres pernicieuses ne change rien à leur nature, quels que soient les organes qui en sont le siége, de même le petit nombre des phénomènes que présentent les cholériques ne peut donner aucune sécurité, car ils succombent avec chaque phénomène pris en particulier, comme je l'ai fait sentir en son lieu.

8º N'en est-il pas exactement des symptômes divers des fièvres pernicieuses? Pense-t-on que nos premiers maîtres en cette matière, Torti, Verloff, Lauter, etc., s'occupassent de chaque phénomène en particulier? Chacun sait le contraire et comment, entre leurs mains, le quinquina isolé ou l'opium seul ou avec le camphre, etc., ont combattu le retour des accès des fièvres pernicieuses, quelle que fût la variété de leurs phénomènes particuliers.

9º Si du choléra algide et des fièvres pernicieuses nous passons à d'autres rapprochemens, nous aurons les mêmes résultats; en effet :

— L'état pléthorique de la grande circulation ;

— La surplasticité du sang ;

— L'anémie ou la pauvreté du sang;

— L'état syphilitique de l'organisme;

Et beaucoup d'autres vices généraux ne sont-ils pas dans le même cas, et ne les voit-on pas tous également produire des phénomènes : du côté de la tête, des douleurs de tête; du côté de la poitrine, des gênes de la respiration, des palpitations, des vomissemens, des dévoiemens, des névralgies, des maladies du foie, des maladies de la peau et des muqueuses, etc., qui, sans qu'on s'occupe de chacune d'elles en particulier, cèdent parfaitement au traitement de l'état général. Ainsi, à la saignée ou aux ferrugineux ou aux hydrargiriques, selon que le point de départ des accidens est la pléthore, la surplasticité, l'anémie ou un vice syphilitique.

10° Sans doute qu'il est permis à tout le monde, comme à la médecine symptômatique et à l'homéopathie, de s'adresser à chaque organe en particulier pour tenter de le défendre, par quelque moyen spécial, de l'influence du vice ou de la disposition constitutionnelle qui réagit sur lui. Sans doute que, dans certains cas, on peut modifier la sensibilité particulière de chaque organe par quelque agent spécial, ou appliqué localement comme dans la méthode endermique et tenter ainsi de défendre l'organe influencé contre l'action d'une constitution malade par un vice quelconque; mais ce modificateur spécial de l'organe influencé agira-t-il d'une manière satisfaisante sur le vice général de la constitution? ce qui revient à dire que le calmant qui peut apaiser la douleur de tête par cause, soit syphilitique, soit pléthorique, soit anémique, ne la guérira pas comme le mercure, la saignée ou le fer.

On voit que j'entends par ces réflexions proclamer la nécessité de rechercher les moyens qui peuvent agir directement sur la cause ou le principe cholérique algide, sans prétendre qu'il faille repousser tout soulagement des symptômes.

11° Une constitution forte ou faible, régulière ou irrégulière, et réfractaire ou non réfractaire dans ses fonctions; un tempérament sanguin, nerveux, lymphatique, musculaire, et diverses idiosyncrasies modifient parfois étrangement les phénomènes des fièvres pernicieuses et pareillement ceux de l'algide cholérique sans rien changer à leur nature.

12° Toutes ces observations, tous ces rapprochemens, ne conduisent-ils pas à desirer qu'on parvienne à déterminer avec quelque précision ce qu'il y a de mieux à faire :

— Dans les préludes de l'algide cholérique, par les moyens généraux diaphorétiques et par les moyens spéciaux propres à faire avorter la maladie avant que sa cause interne ait pris droit de domicile.

— Au moment même de l'invasion par l'opium, le camphre, etc.

— Après l'invasion par les divers moyens indiqués, et spécialement par la limonade nitrique dont la puissance semble s'étendre sur tous les accidens jusqu'à la cyanose avant l'asphyxie accomplie.

— Dans le cours de la maladie, continue, rémittente ou intermittente, par divers moyens indiqués, anti-spasmodiques, toniques et spécialement par le quinquina en nature, en extrait et en sel (quinine).

13° Il est important de ne pas perdre de vue que, comme dans les fièvres pernicieuses, les phénomènes de l'algide se modifient dans le cours des périodes successives de la maladie, par ce que ces phénomènes roulent sur un même *pivot*, c'est-à-dire sur le même principe morbide, et en voici la preuve :

En suivant la marche de la médecine symptômatique à la lettre, on voit des cholériques dont les vomissemens et la diarrhée ont cessé, qui sont réchauffés, qui n'ont plus de crampes, dont le pouls n'est pas même insensible, mais qui périssent par l'asphyxie cholérique spontanée.

14° L'asphyxie cyanosique spontanée fournit un moyen de distinction pathognomonique, de l'algide cholérique d'avec le choléra nostras.

15° La succession et la coordination des moyens de traitement dirigés contre le choléra ne supposent pas une méthode symptomatique; car, dès que par un moyen qui n'a trait en apparence à aucun des symptômes en particulier on modifie le principe de la maladie, tous les symptômes se trouvent plus ou moins modifiés en même temps. Exemple : dans les préludes, les pédiluves, les cataplasmes, le lit, les boissons diaphorétiques qui n'ont trait à aucun des symptômes en particulier, les modifient tous par le fait en faisant avorter la maladie.

Au moment de l'invasion de la diarrhée, l'opium placé immédiatement interrompt également le cours de la maladie; plus tard les synapismes, les caléfactions, etc., sont dans le même cas. A toutes les périodes de la maladie, mais spécialement dans la période cyanosique asphyxique, la limonade avec l'alcool nitrique, la saignée si elle est indiquée par le degré de la réaction, modifient tous les symptômes en même temps; dans les formes rémittentes ne voit-on pas dans la rémission , comme je l'ai caractérisée, le sulfate de quinine prévenir également le retour des vomissemens, de la diarrhée, des crampes, de la cyanose, etc.

Après la suppression de la diarrhée par des astringens, le rathania par exemple, ne voit-on pas les accidens cyanosiques, l'asphyxie, etc., faire une explosion soudaine. Quelle est donc pour l'homme de l'art la valeur de la médecine symptomatique comparée à la stratégie clinique de la médecine des indications ? C'est aux hommes de l'art à répondre.

J'indique une suite de moyens pour chaque période de la maladie. Il est clair par le nombre des moyens qui composent cette espèce d'arsenal, que le même moyen ne réussit pas dans tous les cas; et que c'est l'à-propos et la combinaison convenable qu'il faut déterminer et déterminer immédiatement, et cela tandis que le sort de la vie ou de la mort se décide, par le fait, en quelques heures, en quelques minutes même au milieu de la perturbation que cause le danger d'une maladie parfois si foudroyante dans sa marche. Dans de telles circonstances, j'ai voulu fournir à la famille pour les préludes, et à l'homme de l'art pour le cours de la maladie, un répertoire de moyens gradués, et surtout des vues stratégiques pour les combiner avec justesse et par conséquent avec sûreté, sans les accumuler; car dès qu'on touche le point sensible, si on complique mal à-propos les moyens, on perd du terrain ; et dans le cas présent, la question vitale est promptement jugée.

Lors donc que sous l'influence d'un plan de conduite simple et bien ordonné, le malade se trouve mieux, il ne faut pas, je le répète, cumuler les moyens, car alors on risque d'assourdir l'organisme vivant et de dépasser le but qui est de prêter simplement des forces au malade pour le relever de l'affaiblissement parfois si brusque dans l'algide cholérique.

Il faut absolument écouter les répugnances invincibles du patient pour le chaud ou pour le froid et étudier ses convenances pour en tirer parti.

Il ne faut pas espérer rendre immédiatement des forces, surtout lorsque la maladie s'est prolongée ; le désir de bien faire peut conduire à cumuler les moyens, et malheur au malade si on oublie qu'il faut du temps et si on perd de vue l'axiome que ceux qui ont été très affaiblis ne peuvent être restaurés avec sûreté qu'avec lenteur, et surtout si la maladie a eu de la durée.

Je ne sais si j'aurai réussi autant que je le désire à lever les difficultés, à faire cesser les incertitudes et à dissiper les obscurités pratiques qui, dans le trouble de l'invasion soudaine d'une maladie grave, saisit les spectateurs et nuit singulièrement à l'application régulière des moyens convenables. Toute agitation perturbatrice autour des malades, trouble, gêne l'homme de l'art s'il écoute le commérage ; commérage qui devient si souvent l'occasion des combinaisons thérapeutiques les plus bizarres et les plus nuisibles par conséquent. Il faut du calme et du sang-froid, afin de saisir facilement et nettement la valeur des phénomènes que présente le malade pour choisir aussitôt les moyens qui doivent être proportionnés à la situation, et suivre dans leur application une marche simple qui permette de bien apprécier la valeur réelle de chaque agent en particulier, afin de ne pas trop les compliquer et pouvoir agir avec une fermeté convenable.

On voudra bien pardonner les répétitions qui se trouvent dans ce petit travail improvisé; elles auront l'avantage de fixer l'attention sur des circonstances ou des moyens dont l'importance aurait pu échapper si je m'étais borné à les indiquer une seule fois.

Je propose divers moyens ; non pas pour être employés simultanément, mais avec succession, en donnant à la nature le temps d'*écouter* et de réagir avec modération.

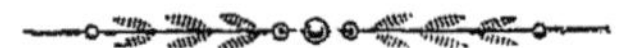

APPENDIX.

CONSTITUTIONS ÉPIDÉMIQUES.

Plusieurs personnes m'ayant demandé mon opinion sur la cause prochaine du choléra algide, en me proposant la leur, je crois devoir leur faire remarquer qu'il n'est pas plus facile d'assigner la nature de la cause de cette maladie que celle de toutes les autres.

Nous jugeons de la nature des causes morbides qui agissent sur l'organisme par les réactifs auxquels elles obéissent pour céder la place ou se laisser assimiler. En effet, quelle est la nature du virus variolique? Si je présente à un chimiste du pus provenant d'un phlegmon d'une plaie suppurante, d'un vésicatoire et d'une pustule variolique, il sera dans l'impossibilité, par les réactifs chimiques, de distinguer entre ces divers produits de la suppuration celui qui a été fourni par la pustule variolique.

Le médecin est plus avancé, car il a des réactifs pour les distinguer. En effet, s'il inocule le pus d'un phlegmon simple, celui d'une plaie suppurante ou celui d'un vésicatoire, il n'obtiendra aucun résultat; tandis que s'il insère sous l'épiderme seulement un atôme du pus variolique, il reproduira une pustule variolique.

Voilà jusqu'où peut arriver la chimie physiologique en prenant pour réactifs les organes vivans. Mais la philosophie médicale va plus loin, car on a trouvé que si la perturbation causée par la maladie varioli-

que rendait ordinairement inapte à l'éprouver de nouveau celui qui y avait été soumis une fois, on a dé-
montré que l'inoculation diminuait la violence de la
variole et que la perturbation vaccinale par le *cow pox*
avait un résultat analogue sans chance de contagion.

Voilà comment nous pouvons arriver à la connaissance de certaines lois et de certains rapports dans
les maladies contagieuses. S'agit-il des maladies sporadiques, endémiques ou épidémiques? La question
n'est pas plus claire. Nous saisissons des lois, des
rapports; quant aux essences, elles sont lettre close
pour l'homme de l'art comme pour le profane qui n'y
a jamais pensé.

Il y a dans la discussion des faits une gradation qui
dresse en médecine un sophisme en face de toute intelligence observatrice; et malheur à l'homme de l'art
qui ne s'en dégage pas. Un homme est saisi d'une
pneumonie qui, pour plusieurs, sera la cause de tous
les accidens qu'éprouve le malade. Mais à quelle occasion est venue cette pneumonie? Sous quelle influence l'organe pulmonaire s'est-il enflammé? Et
quels autres désordres consécutifs peut produire cette
pneumonie?

Cette question est d'autant plus importante que si
on entre dans une salle de clinique et qu'on se trouve
en face de plusieurs pneumoniques, il arrive que la
maladie disparaît chez l'un par la saignée, chez l'autre
elle cède à l'émétique après avoir résisté aux émis-
sions sanguines; chez d'autres elle obéit à un vésicatoire; chez un scorbutique la pneumonie disparaît
avec du vin de Bordeaux, comme elle cède aux préparations de quinquina, lorsqu'elle est sous la dé-

pendance d'un type intermittent qui la réveille périodiquement.

Ici je m'arrête pour ne pas multiplier les exemples, après avoir prouvé que la même maladie doit être traitée par des moyens tout-à-fait différens, suivant les conditions dans lesquelles se trouve le malade.

Que serait-ce si je parlais des pneumonies chez les anémiques cédant aux préparations de fer, chez les syphilitiques cédant aux préparations mercurielles, etc.

Que si je considère les effets divers d'un principe unique comme l'état pléthorique, comme l'état anémique, comme l'état syphilitique, on verra que le même principe peut développer, ainsi que je l'ai fait sentir plus haut, des maladies de la tête, de la poitrine, du ventre, de la peau, du système osseux, etc., qui toutes, quelle que soit leur variété, céderont au même traitement.

Ces simples considérations préliminaires me conduisent à présenter aux réflexions des penseurs quelques recherches sur le mécanisme et les lois des constitutions épidémiques, dans lesquelles nous voyons un effet semblable produit par des causes très différentes et des effets très différens produits par une seule cause.

Ces recherches ne sembleront pas hors de propos à l'occasion d'une maladie qui, partant d'un point donné, semble voyager comme par étapes, arriver avec une diligence ou avec un bâtiment, et qui cependant prend immédiatement un caractère épidémique malgré la diversité des lieux, malgré les distances, malgré la différence des populations, malgré leur séparation par les mers les plus considérables.

8.

§ Ier.

Qu'est-ce qu'une constitution épidémique?

On entend par constitution épidémique, l'état atmosphérique, thermométrique, hygrométrique ou barométrique et eudiométrique d'un pays, qui se lie à une saison transitoire, considérée comme l'occasion des maladies populaires, temporaires et plus ou moins semblables. Ces maladies prennent le nom d'*épidémiques*. On les distingue des maladies qui dépendent de l'action habituelle et constante d'un climat ou de l'exposition d'une région, d'une habitation, agissant comme causes occasionnelles de maladies populaires permanentes, plus ou moins analogues, qu'on appelle dans ce cas *endémiques*. Les maladies *épidémiques* et *endémiques* des populations, c'est-à-dire celles qui naissent de causes occasionnelles atmosphériques, régionnaires et générales, sont encore distinctes des maladies qui se déclarent chez plusieurs individus, par des causes occasionnelles purement locales, partant d'un foyer d'*infection* malfaisant, et par des causes occasionnelles purement individuelles, provenant d'*une contagion* virulente, transmise d'individu à individu. Enfin, il est nécessaire de ne pas confondre les maladies qui se lient à un état atmosphérique, à un foyer d'infection ou à un individu contagieux, avec les *maladies sporadiques*, qui naissent des dispositions physiologiques individuelles, en présence des influences et des habitudes hygiéniques de la société, et de celles de chaque état en particulier. Outre les habitudes hygiéniques, il faut tenir compte des habitudes morbides constitutionnelles ou devenues habituelles qui sont comme des fonctions épicrasiques ou surajoutées, comme la goutte, les hémorroïdes, etc., lesquelles modifient l'aptitude à contracter une maladie épidémique ou l'aptitude à y résister.

Ces distinctions bien entendues, étudions un instant le mécanisme et les lois de développement des maladies *épidémiques*. Ce premier pas conduira, comme par la main, à l'appréciation des lois des maladies *endémiques*, des lois des maladies partant d'un foyer d'*infection*, et des lois des maladies *contagieuses*.

§ II.

Recherches sur la distinction des phénomènes des maladies épidémiques.

Une maladie épidémique est un état morbide lié à un état atmosphérique transitoire et affectant d'une manière également transitoire, dans une proportion plus ou moins considérable, les individus composant les populations qui y sont soumises.

Les maladies épidémiques présentent à étudier, à l'observateur, trois séries de phénomènes, ou, si on le préfère, trois catégories de modifications fonctionnelles, qui ont chacune leur valeur séméiotique, comme élémens des caractères symptomatiques de chaque épidémie.

Voici ces séries ; ainsi :

1º Les phénomènes communs à tous ceux qu'affecte une maladie régnante, sous une même influence atmosphérique, qui peut changer d'un an, d'une saison, d'un mois, d'une semaine, d'un jour à l'autre; ce qui oblige l'observateur à se souvenir continuellement de l'aveu de Sydenham, qui a écrit : qu'à chaque nouvelle épidémie, il n'en saisissait le traitement convenable qu'après avoir eu le temps de l'étudier. Les maladies d'une année, semblables en apparence à celles de l'année précédente, ne peuvent pas toujours se traiter de la même manière; ce qui est évident par l'histoire comparative de diverses épidémies anciennes jusqu'à l'épidémie présente.

2° Les phénomènes particuliers aux malades, dépendans de leur constitution, de leur tempérament ou de leur idiosyncrasie individuelle en vertu desquels ils reçoivent chacun à leur manière l'influence de la cause atmosphérique commune, ainsi que je l'ai établi dans les notes à la suite des recherches sur les maladies cancéreuses. La constitution appartient à l'ensemble de l'organisme vivant; elle est l'expression de la puissance ou de l'impuissance d'une réaction physiologique ou vitale, régulière ou incohérente, passagère ou réfractaire et opiniâtre de l'organisme vivant contre les agens excitateurs, modérateurs ou perturbateurs de ses fonctions. Ces fonctions sont soumises à l'action d'un milieu atmosphérique dont les propriétés thermométriques, hygrométriques, barométriques et eudiométriques subissent tantôt successivement et tantôt simultanément des variations souvent inexplicables, mais dont l'action modificatrice ne se fait pas moins sentir en raison de la constitution de ceux qui y sont soumis.

Ce que je viens de dire de l'état actif, passif, ataxique et réfractaire de chaque constitution en particulier, il faut l'entendre de chaque appareil *squélétoïde,* c'est-à-dire des appareils représentant l'organisme tout entier par leur configuration et par l'importance de leurs fonctions. Tels sont les appareils nerveux, dermoïque et muqueux, vasculaire sanguin, vasculaire lymphatique, cellulaire séreux et synovial, digestif, musculaire et osseux. L'état fonctionnel de chacun de ces appareils n'est pas toujours harmonique, tant s'en faut; on rencontre des organismes formés, comme des habits d'arlequin, d'appareils divers dont les fonctions ne sont point en harmonie (les unes étant actives, les autres passives, les autres ataxiques ou incohérentes, et les autres réfractaires), et qui, par là même, ne sont résistantes ou viables que jusqu'à un certain point dans les évolutions des âges et des maladies.

Les observations que je viens de faire sur les appareils généraux de l'organisme vivant, s'appliquent rigoureusement à chaque organe particulier dont ils se composent et dont l'observation démontre la réaction vitale fonctionnelle, tantôt active, tantôt passive ou paresseuse, tantôt ataxique ou désordonnée, et tantôt réfractaire. Telles sont les bases d'une distinction naturelle et non arbitraire des constitutions, des tempéramens et des idiosyncrasies individuelles, dont l'appréciation fait la puissance de l'homme de l'art quand il les apprécie, et l'impuissance de celui qui les méconnaît.

3° En troisième lieu, il faut tenir compte des phénomènes particuliers à chaque malade, et dépendans de ses habitudes hygiéniques et morbides antécédentes; habitudes de vêtemens, habitudes d'alimens, habitudes de repos et de mouvement des organes de la respiration et de la voix, de la digestion en raison du mode d'alimentation, et de tous les membres dans les arts et métiers. Toutes ces habitudes d'action, de repos ou de perturbations soutenues, deviennent l'occasion de phénomènes morbides particuliers, dans le cours de toutes les épidémies. L'appréciation de la valeur de ces phénomènes n'est pas moins importante que celle de ceux qui se lient à la constitution, aux tempéramens et aux idiosyncrasies de chaque individu, ainsi qu'on le voit par l'analyse des phénomènes de chaque épidémie, y compris celle qui règne en ce moment.

§ III.

Lois de production des maladies épidémiques. — De leur modification et de leur succession.

Pour apprécier les lois du développement des maladies épidémiques, il est indispensable d'étudier sur l'organisme vivant, l'influence des climats, des expositions, des habitations et des saisons, qu'ils soient chauds, froids, secs ou humides, et d'en analyser les effets divers, directs et indirects, comme ceux des eaux et de l'alimentation.

Une population est soumise à l'action habituelle et soutenue de la température, de l'électricité et de l'hygrométrie régulières d'un climat, d'une habitation, etc., ou à l'action variable, d'une manière successive ou simultanée, de la température, de l'électricité, de l'hygrométrie irrégulières des saisons, des vents et de tous les météores atmosphériques ou souterrains. Cette population, ainsi placée comme dans une vaste étuve, est logée, vêtue, nourrie et occupée d'une manière uniforme ou variée, d'où résultent des effets semblables ou dissemblables en raison de la diversité des individus et de leurs habitudes.

Essayons d'analyser cette action.

1° L'organe cutané, placé dans un milieu très chaud, y éprouve une surstimulation vitale, comme organe vivant et fonctionnel, comme organe de fonctions diaphorétiques, etc.; cette surstimulation est proportionnée à l'élévation de la température ambiante au-dessus de celle de l'organisme. L'organe cutané, au contraire, placé dans une température inférieure à la sienne, y éprouve une sursédation vitale et fonctionnelle proportionnée à l'abaissement de la température du milieu dans lequel il est plongé.

2° La surstimulation, après avoir exagéré l'action vitale et les fonctions spéciales de l'organe qui y est soumis, le jette dans la stupeur et même le brûle, si elle devient excessive; comme la sursédation, après avoir tempéré l'action vitale et les fonctions spéciales de l'organe, les éteint, et même les congèle, lorsqu'elle descend trop bas.

3° La stimulation et la sédation de la peau se répètent, successivement d'abord, et ensuite simultanément, dans les appareils généraux, dans chaque organe, et enfin dans tout l'organisme jusqu'à la stupeur vitale et fonctionnelle. Ainsi, en physique, les vibrations sonores se propagent dans des cordes différentes et montent de ton sous l'archet du violon à mesure que les cordes se tendent, et cela jusqu'à ce qu'elles cassent. Il en est de même de la sédation cutanée qui va, comme la stimulation, se répétant dans les appareils et les organes, de proche en proche, jusqu'à l'extinction vitale et fonctionnelle, comme en physique, le silence s'établit sous les doigts qui modèrent les vibrations sonores des cordes du violon.

4° Il résulte de ces lois que, dans un milieu chaud, la peau se colore d'abord et transpire par l'accroissement de l'activité de la circulation capillaire; en même temps que la grande circulation s'accélère comme l'action nerveuse cérébro-spinale et ganglionaire, comme la circulation lymphatique, et comme la sécrétion biliaire, tandis que l'action des membranes muqueuses, celle des reins et celle de l'appareil digestif, diminuent d'énergie et d'activité. Dans un milieu froid, au contraire, la peau pâlit d'abord, la transpiration diminue, avec l'action de la circulation capillaire et lymphatique, de la grande circulation, de la respiration et de la sécrétion biliaire; tandis que l'action des membranes muqueuses, des organes digestifs et des reins, augmente manifestement.

C'est ici la théorie de la stimulation et de la sédation locale et générale de l'organisme vivant, lesquelles peuvent commencer dans chaque organe en particulier, comme à la peau, aux muqueuses, et devenir plus ou moins générales, soit qu'elles soient habituelles ou transitoires, soit qu'elles naissent spontanément par des stimulus intrinsèques, ou accidentellement par des stimulus extrinsèques.

5° Non-seulement il faut tenir compte de la stimulation et de la sédation de l'action physiologique des organes; mais il faut encore apprécier la manière dont se comportent les organes en stimulation et en sédation, selon qu'ils sont dans un état de force de

ton ou de tension, ou dans un état de faiblesse, d'a-
tonie et de relâchement.

Le temps est sec, clair et tempéré ; je me sens léger,
fort et disposé au travail, propre à franchir des obstacles. Le temps est humide, brumeux et tempéré ;
je me sens lourd, faible et mal disposé au travail.
Que signifie ce langage? Le corps a-t-il augmenté de
poids? La pondération dit le contraire ; mais le ton
vital n'est pas le même dans les deux cas , et en conséquence l'action et la réaction vitales se comportent
différemment. N'est-ce pas, en passant à la physique,
le cas du violon dont les cordes se comportent différemment sous leur stimulus (l'archet) et sous leurs
modérateurs (les doigts), selon que les chevilles, le
sec ou l'humide, les tendent ou les laissent dans le
relâchement.

Ce simple rapprochement fait voir la différence
qu'il y a en physiologie entre les stimulans et les sédatifs, et entre les toniques et les atoniques. Si , en
physique, on ne doit pas confondre l'action de l'archet et des doigts sur les cordes du violon, avec celle
des chevilles qui les tendent et les relâchent , on ne
doit pas davantage, dans la physiologie des maladies
épidémiques , ni dans la physiologie thérapeutique,
confondre l'action de la chaleur ou du calorique
ajouté, ni celle du froid ou du calorique soustrait
avec celle du sec et de l'humide, pas plus qu'on ne
doit confondre, en physiologie, l'action des alcalis
qui va jusqu'à cautériser, ou celle des acerbes et des
acides qui finit par tanner , avec celle des huiles, des
baumes, des résines, des alcools et des éthers qui ,
comme le sec, ne mouillent pas et qui, comme le sec,

embaument les substances végétales et animales mortes, à une certaine température, ni avec celle de l'eau
des mucilages et des gélatines qui, comme l'humidité, favorisent la putréfaction des substances végétales et animales, également à une température déter-
minée.

Ce serait comme si un cocher confondait l'action
de l'aiguillon du fouet ou de l'éperon, ou celle du
mors, avec celle de l'avoine et de la boisson des che-
vaux. Telle est la distinction des stimulans, des sédatifs, des toniques et des atoniques en physiologie.
Le lait, le premier aliment de l'animalité, qui contient des alcalis comme stimulans, et des acides
comme sédatifs, contient aussi un corps gras qui ne
mouille pas et agit comme le sec, et un sérum qui
mouille et agit comme l'eau; et c'est la justesse de la
proportion de ces élémens qui règle la bonne et la
mauvaise qualité de cet aliment, et par conséquent
les effets qu'il produit sur l'organisation qui le reçoit.
Il n'est aucune plante dont la semence ne puisse fournir un liquide émulsif, ou un lait végétal avec de l'eau
et toujours avec les quatre bases qu'on remarque
dans le lait de l'animalité.

Ainsi, le premier aliment de l'animal et de la plante
a les mêmes bases; et il en est de même de toute l'a-
limentation consécutive des animaux et des végétaux
pendant tout le cours de leur vie, car toute alimentation végétale et animale dans laquelle les stimulans,
les sédatifs, les toniques et les atoniques ne se balan-
cent pas d'une manière convenable aux organes des
individus devient, pour eux, plus ou moins toxique
ou poison. Si, quittant les alimens externes, nous jetons

les yeux sur les alimens internes du végétal et de l'animal, nous trouvons également dans les canaux capillaires qui arrosent et nourrissent le végétal , un liquide (la sève) qui présente les mêmes bases que le lait végétal et animal, c'est-à-dire des alcalis, des acides, un corps gras qui ne mouille pas, et un liquide aqueux qui délaie les principes. Si, en nous élevant dans l'échelle physiologique , nous venons à examiner le liquide sanguin qui arrose et nourrit les tissus et les parenchymes des organes des animaux, nous y trouvons, comme dans la sève végétale , des alcalis, des acides, une substance fibrineuse, concressible et brûlant comme les corps gras, et de plus un sérum qui délaie les alcalis , les acides et la fibrine du sang. On a remarqué que l'harmonie des élémens du lait et des alimens externes réglait ses bonnes qualités; peut-il en être autrement du sang?

Avançons. Un climat, une exposition, une habitation , une saison, un vent sont chauds ou froids, mais secs : toute la végétation , toutes les céréales, tous les légumes, tous les fruits présentent un cachet particulier et d'autant plus prononcé que la température sera plus élevée ou plus abaissée et que la sécheresse sera de l'aridité; ils se conserveront mieux et présenteront une alimentation plus substantielle. Si l'humidité remplace le sec, les céréales, les légumes et les fruits seront aqueux, se conserveront mal; ils pourriront facilement et présenteront une nourriture aqueuse et moins substantielle. Est-il difficile de comprendre que la sève, le lait, le sang et tous les liquides physiologiques doivent, sous cette influence, éprouver des modifications qui peuvent échapper,

mais qui n'en sont pas moins réelles et deviennent
des occasions de modifications vitales et fonctionnelles plus ou moins considérables.

6° Il est nécessaire de prendre en considération les
maladies épidémiques, qui, nées d'influences personnelles contagieuses ou d'un foyer local d'infection
dans un climat favorable à leur incubation, deviennent consécutivement populaires et se propagent à
des personnes et à des populations différentes dans
des climats divers ; associant ainsi les maladies par
contagion individuelle et qui partent d'un foyer d'infection locale aux formes des maladies épidémiques.
N'a-t-on pas vu la petite vérole importée en Europe,
comme le choléra, partir d'un village et sévir dans
toutes les localités qui bordaient une rivière sans la
traverser jusqu'à l'endroit où un pont associait la
population d'une rive à celle de l'autre, et cela en
se bornant toujours à attaquer les sujets chez lesquels elle trouvait l'aptitude à la contagion : circonstance qui se reproduira toujours dans tous les cas
analogues. Voilà les maladies populaires par contagion.

Une armée, un troupeau de bœufs sont en marche :
le typhus se déclare chez un ou plusieurs individus
surmenés, surfatigués. Les bœufs sont placés dans une
étable où ceux qui s'y trouvent prennent le typhus
ou le charbon, comme les hommes qui touchent le
sang des animaux malades. Les hommes sont logés
dans des maisons qui peuvent être bien ou mal aérées,
mais dont les habitans jouissent d'une bonne santé.
Cependant les habitans de ces maisons prennent le
typhus, et la maladie se propage à d'autres habitans

du même lieu qui communiquent avec les premiers sans avoir logé de malades; c'est ce qu'on a vu dans toutes les guerres. Voilà une maladie populaire née de causes occasionnelles, personnelles, et qui devient localement populaire par les émanations de ceux qui en sont primitivement affectés par une influence personnelle ou une fatigue excessive.

On extrait des cachots étroits et mal aérés d'une prison des détenus pour les présenter à une cour d'assises; les jurés, les témoins, les juges et la ville sont infectés, et un grand nombre de personnes périssent : ce qui s'est vu en Angleterre. On transfère d'un vaisseau pris, où ils étaient entassés, un grand nombre de blessés et de malades dans une ville où le typhus n'existait pas : aussitôt le typhus se déclare dans cette ville, le consul anglais périt avec une partie de sa famille et beaucoup d'habitans de la ville ; voilà ce qui s'est vu à l'Especia après la prise des vaisseaux de 80 et de 74, le *Ça-ira* et le *Censeur*, au mois de mars 1795. Telles sont les maladies populaires provenant d'un foyer d'infection.

Des hommes inacclimatés aux Antilles sont soumis à l'influence de ce climat insolite pour eux ; une fièvre grave se déclare et se propage parmi ceux d'entre eux qui ne s'éloignent pas, et cela en respectant les indigènes et les acclimatés, si les malades ne sont pas accumulés dans des lieux trop resserrés. Un vaisseau part du lieu où la maladie s'est déclarée, divers individus périssent à bord pendant la traversée, et même la maladie régnant au lieu du départ affecte divers individus au lieu de l'arrivée. Voilà ce qui s'est vu aux Antilles, en Espagne, où quelques personnes ont plaisanté du typhus Amaril, sans examiner le fond de la question : comme si l'excès de la fatigue, ainsi que l'excès d'une température chaude, ne *faisandaient* pas même les corps vivans en les disposant à la gangrène et à des produits sceptiques nouveaux ; de même que ces influences disposent les corps morts à la décomposition en accélérant leur putréfaction.

A Marseille, en 1710, un vaisseau arrive avec un équipage sain ; on le décharge, on ouvre des ballots, une maladie meurtrière se déclare et se propage. M. de Belzunce, avec tous les religieux catholiques, Raymond et les hommes de l'art se dévouent pour aller au secours des malades. Un docteur du temps conteste l'existence de la peste. Cependant la peste dépeuple Marseille et son territoire. Enfin, le travail de Raymond reste comme un monument pratique, et celui de Chycoineau comme un élucubration littéraire inadmissible.

Une maladie, une fièvre algide avec des accidens cholériques dominans, se déclare sur les bords fangeux du Gange, traverse les plateaux de l'Asie, dévaste les vallées du Caucase, entre en Russie par le gouvernement de Saratof, et, marchant comme par étapes, visite toutes les capitales de l'Europe, s'avance jusqu'aux bords des mers du Nord, franchit le détroit et apprend aux insulaires mêmes qu'ils ne sont pas à l'abri d'un fléau qui, une fois sorti de son berceau, n'a plus respecté ni climat ni population. Voilà ce qui s'est vu de 1815 (époque du départ de l'algide cholérique) à 1832 (époque de son arrivée en Europe). La nouvelle pérégrination de cette épidémie cosmopolite paraît, depuis un an, ne pas se faire par étapes, ni même en poste, mais en chemin de fer, tant sa marche est accélérée.

Dans les trois cas que je viens d'indiquer, on voit manifestement la spontanéité d'origine d'une maladie, dans un ou plusieurs individus, dans un ou plusieurs foyers locaux, et la propagation de cette maladie à des populations diverses dans des climats différens. Des hommes de l'art se consacrent au devoir d'observer, de suivre l'ennemi et de secourir ceux qui en sont affectés ; un grand nombre d'entre eux succombent, témoin le nécrologe des médecins, chirurgiens, officiers de santé, infirmiers, sœurs de charité, etc., qui ont péri sous nos yeux, dans nos armées, dans nos hôpitaux, pendant toutes les grandes épidémies. Cependant d'autres hommes de l'art, protégés par leur confiance et leur nature physiologique, comme par un bouclier impénétrable, résistent aux maladies qui, quoique nées spontanément, se propagent aussitôt par infection et par contact. D'après leur expérience et celle de quelques autres invulnérables comme eux, ces hommes privilégiés nient la contagion d'une manière absolue ! En conséquence, ils proscrivent tous les lazarets et courent ainsi la chance de livrer à un fléau meurtrier des populations entières sans défense, et cela, dans l'intérêt d'opinions contestables et contestées ! Semblables à ces vigoureux fossoyeurs qui, échappés à la contagion d'une épidémie, se feraient un jeu de la nier tout en inhumant les cadavres de ses victimes. Attendons du temps le remède à toutes les épidémies d'incrédulité et d'utopies idéales.

Après ces considérations, il est nécessaire de nous

arrêter sur certains faits de la plus haute importance pour l'intelligence de la production des phénomènes qui constituent les maladies épidémiques.

Si une stimulation assez vive est appliquée à un point de la superficie cutanée, ce point stimulé de la peau agit de deux manières : tantôt par *révulsion*, et il fait cesser la stimulation spontanée qui s'établissait dans un autre organe ; tantôt par *synergie* (par association), et sa stimulation se répète dans un point plus ou moins éloigné, ou dans un appareil général avec des phénomènes généraux et locaux proportionnés au degré de la stimulation.

Si une stimulation plus ou moins vive est appliquée à toute la superficie de la peau (par une étuve, par un bain, etc.), cette stimulation se répète constamment dans tout l'organisme au moyen des appareils généraux, avec une prédominance relative au surcroit d'impressionnabilité de chaque organe en particulier. Chez les uns, les congestions céphaliques sont immédiates ; chez les autres, les hémoptysies, etc.

Voilà pour la stimulation Les effets de la sédation demandent un peu plus d'attention pour être appréciées avec justesse. Dans la sédation locale produite par le froid sur un point de la peau, les effets secondaires sont relatifs au mode de connexion synergique du point de la peau refroidie avec les appareils et les organes spéciaux. Ainsi, le froid aux pieds donne une colique, mal à la gorge, etc., ou éveille des affections rhumatoïdes oubliées. Il est clair que la partie mise en sédation par le froid réagit sur le reste de l'organisme d'une manière bien différente de celle qui est mise en stimulation par la chaleur. Dans l'action de la chaleur, la stimulation locale peut faire cesser une stimulation spontanée antécédente. Voilà le fait; comment s'accomplit-il? Quel est le lien qui associe la partie stimulée artificiellement avec celle qui est en surstimulation spontanée ou enflammée? Y en a-t-il un autre que le système nerveux cérébro-spinal et le système nerveux ganglionnaire? Non, sans doute, car toute portion de peau paralysée perd son action sympathique, soit qu'elle soit stimulée, soit qu'elle soit mise en sédation. Le système nerveux dans les deux cas de stimulation et de sédation de la peau, par exemple, ou d'un point de l'organisme quelconque, est donc le *médiateur* placé entre l'organe stimulé ou mis en sédation. Par le moyen de ce médiateur, tantôt le point stimulé absorbe la stimulation des autres, et tantôt leur verse la sienne avec une profusion proportionnée au degré de stimulation. Dans la sédation, le médiateur ou le système nerveux, tantôt répète la sédation dans d'autres organes, et tantôt la concentre sur un seul dont la réaction vient ensuite engendrer l'inflammation consécutive au refroidissement d'un point de la périphérie du corps : théorie de la production d'une pleurésie, d'une pneumonie, etc., par la déglutition d'un verre d'eau froide, ou une application locale du froid sur un point de la peau. Lorsque la stimulation ou la sédation générale, c'est-à-dire la chaleur ou le froid de la peau sont modérés, il est plus difficile d'entendre comment ces deux influences produisent des effets locaux parfois si considérables, selon les dispositions individuelles; ainsi, on voit une chaleur générale et modérée de la peau produire des congestions céphaliques, apoplectiques, foudroyantes, des hémoptysies, qui menacent immédiatement la vie, etc. Ainsi, on voit un froid modéré, une fraîcheur douce, générale et agréable de la peau, devenir l'occasion de l'explosion d'une pleurésie, d'une pneumonie, d'une hépatite, d'une méningite, d'un rhumatisme terrible chez toutes sortes de sujets, surtout le corps ayant chaud. Que serait-ce, si je parlais des effets de cette influence sur les accouchées?

Voilà une chaleur tempérée ou un frais doux et agréable sur toute la peau qui devient cependant la cause de grandes perturbations morbides! Eh bien! qu'on me permette de considérer le système nerveux ou le médiateur physiologique entre les différens organes comme un condensateur capable de faire converger le sentiment de chaud et de froid répandu sur toute la périphérie du corps, sur un seul point intérieur où ce sentiment, porté à l'excès, changera les rapports sensitifs et rendra ce point susceptible d'inflammation, directement ou indirectement, en le mettant en rapport avec quelque stimulus incubant dans l'organisme, et attendant en quelque manière un débouché.

N'est-ce pas comme si je disais, en physique, que la lumière rayonnante, éparse entre le soleil et les objets qu'il éclaire, est condensée ou rendue convergente par une lentille? Quoique cette lentille soit tempérée du côté de sa surface tournée du côté du soleil, elle devient brûlante pour l'objet placé dans son foyer. N'est-ce pas encore comme si je faisais remarquer que le feu ou la glace, placés dans le foyer d'un miroir elliptique, brûle ou congèle l'objet placé dans le foyer

du miroir semblable dont le foyer correspond au sien?
Ces comparaisons paraîtront moins étranges, si l'on
considère comment les impressions violentes nées
d'un sens externe sont transmises par le système nerveux au foyer cérébral des sensations et des réactions,
et peuvent causer des perturbations organiques d'une
violence incalculable, telle que l'épilepsie et même
la mort!

D'après le simple exposé des faits qui précèdent, il
est facile de comprendre quelles variétés d'état morbide peuvent engendrer les différentes combinaisons
des divers agens, des diverses influences agissant séparément ou simultanément, et lentement ou sou
dainement sur différens organismes dans des conditions semblables ou différentes. Ce point de vue de la
pathologie, très important sans doute, mais trop né-
gligé aujourd'hui, avait été mieux apprécié par les
Sydenham, à Londres, les Stoll, à Vienne, et les
Mertens, à Moscou; mais il en est un autre plus important encore, c'est le point de vue thérapeutique.
Dans l'analyse des influences qui agissent dans la pro
duction des maladies de toute catégorie, on a vu que
cette production repose sur la combinaison, l'antago-
nisme et l'harmonie de la stimulation, de la sédation,
de la tonification et de l'atonification locales ou générales de l'organisme. Il est indispensable de se demander sur quoi repose la thérapeutique des états
morbides produits par cette mise en œuvre variée des
stimulans, des sédatifs, des toniques et des relâchans. Sur
quoi? sur une autre combinaison calculée des mêmes
agens, c'est-à-dire de *stimulans* qu'on oppose à une
sursédation locale ou générale intempestive; de *séda-*

tifs, par lesquels on cherche à maîtriser une surstimulation locale ou générale menaçante ; de *toniques*
pour relever des forces locales ou générales, défail-
lantes ; et enfin d'*atoniques* pour combattre une tension trop forte de la vitalité également locale ou générale.

La juste application de ces agens est un grand problème dont la solution recommence non-seulement à
l'invasion de chaque constitution épidémique, comme
l'a si bien dit Sydenham, mais encore pour chaque
malade qui peut se trouver dans des conditions bien
différentes de ses voisins.

Les agens de la thérapeutique se présentent au
médecin praticien dans trois catégories différentes.
En première ligne figurent les stimulans, les sédatifs,
les toniques et les atoniques élémentaires : tels sont
le calorique ajouté, depuis la rubéfaction jusqu'à
l'inflammation et la brûlure ; le calorique soustrait
depuis la décoloration jusqu'à la congélation ; le sec,
depuis la simple tonification jusqu'à l'embaumement,
et enfin l'humide, depuis le simple relâchement
jusqu'à la putréfaction végétale et animale. En seconde ligne se montrent les stimulans, les sédatifs, les
toniques et les atoniques *succédanés* et conducteurs
des agens élémentaires : tels sont les alcalis de tous
degrés et de toute espèce, stimulans depuis la rubéfaction douce jusqu'à la vésication et la cautérisa-
tion ; les acerbes et les acides agissant comme sédatifs
(sauf la réaction vitale si elle est supérieure), depuis
la simple décoloration jusqu'au phénomène du tan-
nage ; les éthers, les alcools, les huiles, les baumes,
les résines et toutes les substances qui ne mouillent

pas, et tonifient depuis le plus léger degré jusqu'à l'embaumement. Tels sont enfin les mucilages, les mucus, les gélatines qui favorisent l'action de l'eau, depuis le plus léger degré de relâchement jusqu'au phénomène de putréfaction qui en est le dernier degré.

Enfin, en troisième ligne, on remarque la stimulation, la sédation, le ton et l'atonie, qui naissent spontanément, dans l'organisme, sous l'influence de l'action vitale, qui produit dans l'organisme des alcalis, des acides, des substances toniques grasses et des substances aqueuses, c'est-à-dire des stimulans, des sédatifs, des toniques et des atoniques dont l'action doit se balancer avec celle des agens extérieurs correspondans, dans l'intérêt de l'harmonie de toutes les fonctions vitales. Cette action peut produire la stimulation spontanée jusqu'à la fièvre ardente, jusqu'à la combustion spontanée, comme elle produit la sédation jusqu'à la congélation algide, la tonification jusqu'à la friabilité des tissus, et enfin l'atonification jusqu'au rachitisme, jusqu'à la diffluence des parenchymes organiques.

Telles sont les bases de la thérapeutique, et telle est l'importance de chacune d'elles, qu'il n'est permis de se préoccuper d'aucune exclusivement, sous peine de perdre de vue l'ensemble des élémens de chaque état morbide, et l'ensemble des moyens que l'homme de l'art doit lui opposer. Il est facile, en arrivant près d'un malade avec des idées préconçues, de perdre de vue le régime en s'occupant de l'habitation, de se montrer indifférent sur l'un et sur l'autre, par suite d'une confiance illimitée dans le pouvoir réparateur

de l'action vitale, comme certains expectans oisifs !
Certes, il faut que la nature consolide un os brisé,
mais pour cela il faut que la fracture soit réduite ;
puis, la réduction opérée, on applique un bandage
convenable, et on laisse à la nature tous ses droits.
Ce qui est nécessaire dans une fracture est indispensable dans tout état de maladie, après qu'on a levé les
obstacles qui pouvaient s'opposer à sa solution par
l'action vitale, locale et générale.

D'après les observations qui précèdent, il est évident que l'algide cholérique appartient aux *surséda-
tions générales de l'organisme*. La cause de cette sursédation serait-elle un azothèse, pour me servir du
langage du médecin de Montpellier, qui avait épousé
les théories de la chimie moderne, sous l'inspiration
de Fourcroy. Mais quelle est la cause de cette azothèse ou de cette hydrogénèse ? Une modification de
l'électricité ou de la température atmosphérique ?
cela est possible. Mais comment cet état atmosphérique qui peut modifier si profondément les organismes vivans dans lesquels il se répète de manière à
y éteindre la vie, comment cet état passe-t-il inaperçu
pour tant de sujets qui n'en sont pas incommodés ?
Il faut donc que la susceptibilité de ceux qui sont
atteints joue un grand rôle dans la production des
maladies, car à côté d'eux en voilà d'autres qui ne
ressentent aucun effet apparent du stimulus qui a
frappé les autres. Cette observation me conduit à
faire remarquer que tout état morbide n'étant qu'une
modification de l'organisme vivant, suppose ainsi
que tous les phénomènes organiques comme première condition de son existence, un appareil sub-

stantiel composé de trois élémens et d'un point d'appui. Ces élémens sont :

1° Une puissance ou un moteur ou un stimulus qui exerce une action sur une résistance ;

2° Une résistance, un mobile ou un stimulé qui reçoit l'action de la puissance ;

3° Un levier ou un médiateur qui transmet l'action de la puissance à la résistance. Quant au point d'appui du phénomène, c'est la nature de la substance, de la puissance, de la résistance et du médiateur qui le fournit. Cette nature est inconnue, et si nous la trouvions en chimie, nous aurions résolu le problème d'Archimède qui demandait en mécanique un point d'appui pour remuer le monde, et qui mourut sans l'avoir trouvé.

D'après cette analyse de l'appareil de production d'un état morbide, il est clair que la cause de cet état n'est pas la puissance, la résistance ni le médiateur pris chacun en particulier, mais leur coordination en raison de leur nature.

Dans la recherche de cette cause, il ne s'agit donc pas seulement de tenir compte de quelque agent ou de quelque influence spéciale, mais aussi de la résistance sur laquelle il doit agir.

Dans une fièvre pernicieuse, la puissance est évidemment le marais qui produit des effluves. La résistance est tout organisme vivant qui sera soumis à son action dans de certaines conditions. Quant au médiateur, il est évident que les effluves procédant de la puissance, transmettent son action à la résistance.

Voilà pour l'appareil de la fièvre pernicieuse ;

venons à l'appareil du choléra algide, en le prenant d'abord à son berceau.

La puissance est évidemment dans les marais fangeux qui bordent le Gange dans une grande partie de son cours vers son embouchure.

La résistance est dans les populations qui l'avoisinent, soumises à une température, à des habitations, à un costume et surtout à une alimentation surstimulante par les substances poivrées qu'elle y associe.

Le médiateur est incontestablement les effluves au moyen desquelles les marais fangeux agissent sur la population.

Qu'il arrive un changement de saison, un changement de température, un changement d'électricité, de sécheresse et d'humidité, et aussitôt la population, modifiée comme le marais dont les effluves s'exagèrent, en reçoit l'influence d'une manière pernicieuse, en proportion de la diminution de sa résistance contre les effluves.

Aussitôt la population compromise, chaque individu devient un foyer d'effluve auquel seront sensibles, en proportion de leur susceptibilité, les personnes qui tomberont dans sa sphère d'activité, si ces effluves sont de nature à pouvoir reproduire une disposition semblable chez les personnes qui en seront impressionnées.

Mais à ce compte, chaque malade quelconque serait donc un foyer d'infection pour ceux qui l'approcheraient? Non; parce que tous les sujets malades n'ont pas des effluves capables de reproduire leur maladie chez d'autres individus; et cependant cela

est incontestable pour le typhus comme pour d'autres maladies. Non, parce qu'un foyer d'infection ou
de contagion ne l'est que pour les sujets qui sont ou
deviennent aptes à recevoir la contagion ou l'infection ; ou pour ceux qui négligent les précautions ordinaires de la propreté et accroissent ainsi les chances
de contagion et d'infection pour eux en avalant mal
à-propos leur salive dans des lieux malsains et même
dans les amphithéâtres.

Mais un individu venu dans un endroit où existe le
choléra algide, s'en retourne bien portant et cependant la maladie se déclare peu après, non-seulement
chez lui, mais chez d'autres avec lesquels il n'a pas
été peut-être en communication directe. Cela signifie
qu'un sujet quittant un lieu où règne la maladie peut
arriver à un autre lieu, en apparence bien portant
pendant l'incubation des myasmes qu'il a absorbés ;
mais la maladie une fois développée chez cet individu,
sa sueur et toutes ses sécrétions changent de caractère et exhalent une odeur dont la sphère d'activité
peut s'étendre fort loin pour les sujets mal disposés.
Quant à la valeur du *fort loin*, il n'est pas facile de
la déterminer, s'il est vrai qu'à la manière d'un chien
de chasse un individu ait pu retrouver dans une ville
entière sans savoir où elle était, une personne avec
laquelle il vivait dans l'intimité. En admettant l'exactitude du fait, il est évident que l'individu qui a trouvé
l'autre, l'a suivi au flair comme le chien de chasse
suit le gibier. De ce fait il résulte que chaque individu, sain comme malade, a une atmosphère d'effluves qui lui sont propres et que l'étendue de cette
atmosphère n'a pas de limites rigoureusement dé-

terminables puisqu'elle peut s'étendre fort loin et surtout si un grand nombre de personnes sont affectées de la même maladie. N'est-ce pas comme si je disais que lorsqu'au lieu d'un seul gibier il y en a une grande quantité dans une localité , les effluves qu'ils répandent s'étendent beaucoup plus loin, et sont plus facilement appréciées par les sens des animaux chargés de l'exploration.

Si on considère le nombre de localités dans lesquelles les mouches ont disparu pendant le choléra, il faut bien admettre que quelque raison spéciale et relative à la maladie régnante les a exilées ou empêchées de paraître, puisque dès que la maladie cesse on les voit revenir.

De tout cela je ne veux conclure qu'une chose, c'est que dès qu'un individu est affecté d'une maladie dont l'organisme peut reproduire la cause, il devient un foyer de transmission pour ceux que leur *susceptibilité* rendra sensibles à son action.

Il est facile de comprendre que lorsque plusieurs de ces foyers s'associeront, la communication morbide deviendra plus active et qu'elle ne cessera qu'après avoir épuisé toutes les *susceptibilités* de la localité. D'après cela, que signifient les observations relatives à ceux qui n'ont pas reçu l'impression morbide ? Leur nombre ne prouve autre chose sinon que la susceptibilité n'était partagée que par le petit nombre. Toutes les statistiques n'iront pas au-delà et ne prouveront rien de plus ; elles ne donneront pas une sécurité de plus à ceux qui auront de la susceptibilité, elles ne diminueront en rien le zèle et la fermeté de ceux qui, par devoir ou par état, ont à donner leurs soins aux pestiférés, aux cholériques comme aux typhiques, etc., qui seront servis par la résistance de leur constitution et par la sagesse de quelques précautions pour ne pas mettre inutilement leur bouche en face de celle du malade ou dans leur lit et qui feront exporter avec soins les déjections morbides dont l'odeur trahira les propriétés nuisibles.

Ainsi que je l'ai fait sentir plus haut, la contagion de la peste, de la rougeole, etc., n'a-t-elle pas été contestée? Et Bourrut n'a-t-il pas fait à Rochefort, je crois, des expériences pour prouver que les maladies syphilitiques n'étaient pas communicables par inoculation. Certes, si elles ne le sont pas par ses procédés, elles le sont assurément par d'autres.

S'il est vrai que des personnes examinant un cholérique de trop près, aient reçu à la gorge et à l'estomac, par la déglutition de la salive, une impression fâcheuse causée par l'odeur métallique de l'haleine et de la sueur d'un agonisant cholérique, il est certain que la contagion a eu lieu dans ce cas; et ce fait est aussi certain pour moi que quelque autre qu'on puisse citer en médecine. Quant à ceux qui n'ont pas respiré de trop près l'haleine ou la sueur du cholérique agonisant, il est évident que leur surcroît de susceptibilité a suppléé à l'activité du poison qui agira sur eux à des distances plus considérables.

D'après l'analyse qui précède, on voit manifestement que la thérapeutique a à s'occuper également de la modification de chaque élément de l'appareil morbide, car il faut modifier le marécage en le desséchant si on peut; il faut modifier par conséquent le malade et ses effluves.

Mais un orage, un changement de température fait déclarer la maladie dans un endroit où elle n'existait pas en apparence. Sans doute; mais la même cause fait aussi déclarer des apoplexies, des fluxions de poitrine, etc.; et faut-il perdre de vue dans l'appréciation de cette influence qu'il suffit qu'un état atmosphérique modifie l'organisme vivant dans sa dynamique vitale pour le rendre susceptible ou non susceptible des maladies régnantes comme cela arrive dans les varioles, les scarlatines, etc.

L'identité de formes des maladies cholériques à partir des bords du Gange est telle qu'elle oblige à reconnaître l'identité de leur origine, et, par conséquent, divers modes de propagation d'un individu à l'autre.

Si on trouve un agent qui ait une action spécifique sur le principe cholérique, il en sera du choléra comme des fièvres pernicieuses, ou si on aime mieux comme de la syphilis. Faute d'un spécifique, je suis obligé de renvoyer l'homme d'esprit qui m'a écrit de Poitiers à l'étude des indications rationnelles.

FIN.